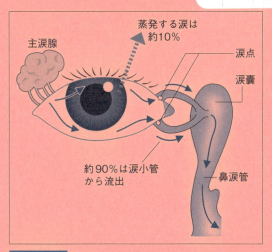

❸ 涙の流れ (p47)

涙のほとんどは内眼角にある涙点(上下左右4か所)より涙小管を通って鼻に流れていく。涙点から鼻腔までを涙道と呼ぶ。

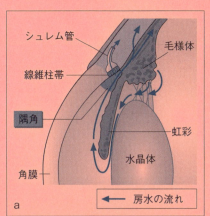
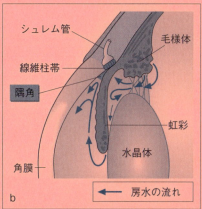

❹ 開放隅角(a)と閉塞隅角(b) (p134)

a:毛様体で作られた房水は虹彩の裏を通り，線維柱帯からシュレム管へと流れていく。この線維柱帯のある，角膜と虹彩根部で作られる空間を「隅角」と呼ぶ。

b:隅角の狭い眼が散瞳すると，虹彩根部が隅角を塞ぎ，房水の排出を阻害するため眼圧が上昇する。

ジェネラリストのための 眼科診療ハンドブック

[第2版]

みさき眼科クリニック院長
石岡 みさき

医学書院

> **謹告** 著者並びに出版社として，本書に記載されている内容が最新・正確であるように最善の努力をしておりますが，薬の適応症・用量・用法などは，ときに変更されることがあります．したがって，使い慣れない薬の使用に際しては，読者御自身で十分に注意を払われることを要望いたします．
>
> 医学書院

著者紹介

石岡みさき（いしおかみさき）

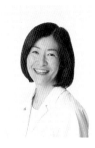

みさき眼科クリニック院長（眼科専門医，医学博士）．1983年筑波大学附属高等学校（91回），1989年横浜市立大学医学部卒．同大学病院にて研修後，同大学大学院で博士号を取得．1993年米国ハーバード大学に留学，1996年東京歯科大学市川総合病院眼科，1998年両国眼科クリニックに勤務．2008年，生まれ育った東京都渋谷区にみさき眼科クリニックを開業．専門は前眼部疾患（ドライアイ，アレルギー性結膜炎，角膜疾患など）．座右の銘は「反省はしても後悔はしない」．趣味は食べ歩きと手芸．特技は論文以外の文章を書くこと．

ジェネラリストのための眼科診療ハンドブック

発　行　2015年12月15日　第1版第1刷
　　　　2016年 4月 1日　第1版第2刷
　　　　2019年 5月 1日　第2版第1刷Ⓒ
著　者　石岡みさき
発行者　株式会社　医学書院
　　　　代表取締役　金原　俊
　　　　〒113-8719　東京都文京区本郷1-28-23
　　　　電話　03-3817-5600（社内案内）
印刷・製本　大日本法令印刷

本書の複製権・翻訳権・上映権・譲渡権・貸与権・公衆送信権（送信可能化権を含む）は株式会社医学書院が保有します．

ISBN978-4-260-03890-4

本書を無断で複製する行為（複写，スキャン，デジタルデータ化など）は，「私的使用のための複製」など著作権法上の限られた例外を除き禁じられています．大学，病院，診療所，企業などにおいて，業務上使用する目的（診療，研究活動を含む）で上記の行為を行うことは，その使用範囲が内部的であっても，私的使用には該当せず，違法です．また私的使用に該当する場合であっても，代行業者等の第三者に依頼して上記の行為を行うことは違法となります．

JCOPY〈出版者著作権管理機構　委託出版物〉
本書の無断複製は著作権法上での例外を除き禁じられています．複製される場合は，そのつど事前に，出版者著作権管理機構（電話 03-5244-5088，FAX 03-5244-5089，info@jcopy.or.jp）の許諾を得てください．

第2版の序

　3年前に刊行した初版が皆様のお役に立っているようで，このたび第2版をお届けできることになりました．第2版から手に取ってくださった読者の方に最初に申し上げると，本書は「眼科医がいない状況で非専門医がどこまで診療するのか」，または「対応できないのであればどの時点で眼科医に紹介するのか」という疑問に答えるスタンスでまとめています．

　言い換えると本書は，通常眼科でしか行わない，あるいは眼科で行った方がよい専門的なことを，非専門医が学ぶための本ではありません．例えば，内科医の先生方からは，「眼底写真で緑内障の診断をするには？」「眼底出血から糖尿病と高血圧の鑑別をつけるには？」という質問を受けることがありますが，本書にその答えは載っていません．
　緑内障は日本人に多い疾患で眼底写真が診断の基本ですが，時に診断が難しいときがあるので，眼科ではOCT（眼底三次元画像解析）という検査でチェックします．眼底写真だけの診断には限界があるのです．
　糖尿病と高血圧は合併していることも多いうえに，疾患の診断そのものは内科で行えます．しかし，糖尿病網膜症のチェックは無散瞳眼底カメラでは限界があります．周辺部まで撮影できる広角眼底カメラもありますが，高額なので基本は眼科の散瞳検査になります．
　このような本書のコンセプトや限界を踏まえて読んでいただくと，眼科へのアクセスが非常に悪いためにジェネラリストが対応しなければいけない場合に，参考になるはずです．

　今回の改訂では，診断がつけやすくなるように巻頭に，眼症状の診断フローチャート（複視，眼痛，充血）を，巻末の付章には眼科でなくても処方することがある基本的な点眼薬を写真付きで掲載しています．また眼科とのコラボレーションがうまくいくように，第10章「眼に症状の出る全身疾患」を追加しました．これらも活用して，眼科併診が必要となる状況に

対応してください。抗がん薬使用中の患者さんを一般外来で診察する機会も多くなったので，新しく報告のあった眼科領域の副作用も追加しました（第5章）。

　ありがたいことに，初版刊行以降，眼科以外の医師向けに講演をしたり原稿を執筆したりする機会が増えました。その際に，「内科医の先生方はこういうところに困っているのか」と実感できることも多くなり，今回の第2版では表現を変えたり追加記載で対応したりしました。また，初版の読者カード（アンケートハガキ）に記載されたコメントも参考にさせていただきました。

　初版を読んだ医師から患者さんを紹介されることもあるのですが，当院は（超）小規模経営のため，受付に私が座っていることもしばしば。紹介状の宛名にある医者が受付し，診察，検査，そして会計までしてしまうことがあるため，患者さんはとても不思議そうです。そんな一風変わった眼科クリニックですが，マイペースで診療し，書くという大好きな仕事を続けることができて幸せです。

　これからも日々更新される医学情報の中で，毎日の診療に役立つこと，本書を読んでくださる方たちに有用となることをピックアップし続けていきます。初版刊行のきっかけとなったビストロ「サンフォコン」（代々木上原）で私を見かけたら（かなりの確率で遭遇するはずです），どうぞ声をかけてください。
　「サンセールの白ワインで乾杯！」

　2019年5月　新緑に薫風そよぐ令和の幕開けに
　　　　　　　　　　　　みさき眼科クリニック院長　石岡みさき

初版の序

　医師の仕事は「病気を治す」ことではなく，「情報を伝える」ことだと私は思っています。治せない病気もあります。その場合には治せないことを伝えるだけでなく，患者さんのために何ができるかを考えなくてはなりません。自分が治せなくても他の誰かが治せる場合には，適切に紹介する必要があります。現在の医療で治せなくても数十年先には治療可能になるかもしれないということも患者さんに知らせたいことです。私がテレビや雑誌・新聞の取材を積極的に受けているのも，この「情報を伝える」という目的のためですし，ブログ（http://misakieye.blog.fc2.com/）を書いているのは自分の備忘録という目的もありますが，やはり「患者さんに伝えたい」という気持ちがあるからです。そしてインターネット，テレビやラジオという媒体以外に，しっかりとした形として残る情報伝達の手段である「本」を出したいという希望が昔からあり，今回実現することになって非常に嬉しく思っています。ひとりで執筆するのは思ったより大変な作業でしたが，自分が眼科という専門領域をとても好きなことが再認識でき楽しい時間でした。

　内容をつめていくなかで，眼科医が非常勤であったり眼科医へのアクセスが非常に悪いところで，プライマリ・ケア医や救急医の方々がいろいろ苦労されていることを知りました。「眼科医に診てもらえ」というのが簡単ではない場合，「どこまで診療するのか」「どういう症状がどれくらい緊急なのか」「患者さんにどう説明するのか」，悩むドクターも多いと思います。かかえこまない，できないことはやらない，しかし患者さんのためになることはできる範囲で行い，適切な時期に専門医に紹介する，という診療スタンスの参考になるように考えて内容構成を作り上げました。

　専門外である疾患の相談をするのは，大学時代の同級生が一番よいと感じませんか？　この本がそんな存在になればよいと思って書きました。ま

ずは一読してみてください。そして何か眼に関することで困ったときに「そういえばこんなことが書いてあったな」と思い出してもらえれば幸いです。眼科医にとっては当たり前であっても，通常の教科書にはあまり載っていないこともまとめてみました。皆様のおそばに置いていただけると嬉しいです。

　細々と続けている私のブログを読んでいてくれた医学書院の西村さんと，出版のきっかけとなったビストロ「サンフォコン」のシェフ＆パティシエールの千葉夫妻，そして尊敬する先輩眼科医の吉野健一先生に深く感謝いたします。大好きなサンセールの白ワインとヌガーグラッセを楽しみながら，皆様のお役に立つことを願って。

　2015年12月

みさき眼科クリニック院長　石岡みさき

目次

眼症状の診断フローチャート xiii

第1部 救急・ER 「眼の患者」をどこまで診る？ いつ紹介する？ 1

第1章 すぐに眼科へ （緊急度★★★） 2
Q すぐに(時に夜間であっても)眼科医が診察すべきものは？

1. 網膜中心動脈閉塞症 2
2. 外傷性視神経症(視神経管骨折, 視束管骨折) 5
3. 穿孔性眼外傷 5
4. 重症のアルカリ外傷 7
5. 急性原発閉塞隅角緑内障・急性原発閉塞隅角症 8
6. 腹臥位手術後の眼合併症 12
7. 笑気麻酔後の視力低下 13
8. 前房蓄膿 14
9. コンタクトレンズ使用中の大量の眼脂 15
10. 動眼神経麻痺 16

第2章 翌日には眼科受診を （緊急度★★） 17
Q 穿孔していない眼球打撲，軽症と思われる化学外傷でも眼科受診は必要ですか？

1. 網膜剝離 17
2. 明らかな穿孔がみられない眼球打撲 19
3. 軽度のアルカリ外傷，その他化学外傷 20
4. 涙小管断裂 22
5. 硝子体出血 23
6. 霰粒腫切開後の出血 24

第3章 １週間以内には眼科へ （緊急度★） 26
Q 翌日に受診してもらうほどの緊急性はなくても眼科を受診してもらったほうがよいのはどのようなときでしょうか？

1. 結膜異物 26
2. 角膜異物 31

3. 突き目 ... 33
4. 吹き抜け骨折（blowout fracture） ... 33
5. 真菌性眼内炎 ... 34
6. 視神経炎 ... 35

第4章　眼科以外でも対応可能 ... 37

Q 夜間救急に来院，あるいは問い合わせのある疾患で，翌日の眼科対応でも構わないと判断できるものはありますか？

1. 電気性眼炎 ... 37
2. 結膜下出血 ... 38
3. 結膜浮腫 ... 41
4. コンタクトレンズのトラブル ... 41
5. 点眼麻酔の上手な使い方 ... 44

第5章　内服薬などによる眼の副作用 ... 46

Q 内服薬の副作用で眼に出るものにはどのようなものがありますか？

1. 抗がん剤の副作用 ... 46
2. GVHDによる重症ドライアイ ... 49
3. 薬剤性眼瞼けいれん ... 50
4. 中毒性視神経症 ... 52
5. インターフェロン網膜症 ... 53
6. 急性近視，閉塞隅角緑内障を起こす可能性のある内服薬 ... 53
7. その他 ... 53

第2部　プライマリ・ケア 日常診療でよく出会う眼科疾患　59

第6章　「目やに」に抗菌点眼薬を処方してよい？ ... 60

Q 目やにが出る患者の診断に迷うとき，まずは抗菌点眼薬で対応してよいでしょうか？

1. 「目やにが出ます」と患者に言われたら ... 60
2. 抗菌点眼薬の使い方 ... 61
3. 「ものもらい」の治療 ... 63
4. 非感染性の眼脂 ... 65
5. 眼科医でも判断に迷うもの ... 66
6. 眼科へ紹介したほうがよい結膜炎 ... 71
7. コンタクトレンズ使用者は要注意 ... 73
8. 子どもの「目やに」 ... 74

第7章　寝たきり高齢者の眼科治療 …… 76
Q 眼科で処方されていた点眼薬は続けてよい？

1. その目薬，続けますか？ …… 76
2. 涙目の治療 …… 78
3. 抗菌薬点眼の治療が必要なとき …… 79
4. 眼瞼縁炎 …… 80
5. 義眼の方のフォロー …… 81
6. 白内障を手術すると認知症は軽快する？ …… 82
7. 兎眼 …… 82

第8章　花粉症の治療は何科で行う？ …… 84
Q 花粉症の点眼薬を眼科以外でも処方してよいでしょうか？

1. 治療の基本 …… 84
2. 初期療法 …… 86
3. ステロイドレスポンダー …… 86
4. 点眼薬以外の治療法 …… 87
5. アレルギー性結膜炎診断キット …… 88
6. 春季カタル …… 89
7. コンタクトレンズはどうする？ …… 91

第9章　治療の必要な充血，不要な充血 …… 93
Q 眼科を受診してもらったほうがよいのはどのような充血ですか？

1. 早めの眼科受診を勧める充血は？ …… 93
2. フルオレセイン染色 …… 93
3. 問診が大切 …… 96
4. とりあえず治療してみる …… 98
5. 見ればわかる充血 …… 100
6. 難治の結膜炎？ …… 102

第10章　眼に症状の出る全身疾患 …… 103
Q 眼合併症が出る疾患は眼科併診が必要ですか？

1. 糖尿病 …… 103
2. 高血圧，動脈硬化 …… 104
3. 透析中 …… 104
4. 尿細管間質性腎炎 …… 104
5. 甲状腺疾患 …… 104
6. 重症筋無力症 …… 104
7. 血液疾患 …… 105
8. 感染性心内膜炎 …… 105
9. 悪性腫瘍 …… 105
10. 全身性エリテマトーデス（SLE） …… 106
11. リウマチ …… 106
12. 若年性関節リウマチ …… 106
13. Sjögren症候群 …… 106
14. 他家造血幹細胞移植後 …… 107
15. ビタミンA欠乏症 …… 107
16. Stevens-Johnson症候群 …… 107
17. 粘膜類天疱瘡 …… 107
18. サルコイドーシス …… 108

19. Behçet病 ………………… 108	22. 多発性硬化症 ……………… 108
20. 結核 ……………………… 108	23. ダウン症候群 ……………… 108
21. 梅毒 ……………………… 108	24. アトピー性皮膚炎 ………… 109

第11章　全身疾患に伴うドライアイ …………………………………………… 110
Q 内科で診る疾患のうちドライアイ症状が出るのは？

1. 二次性Sjögren症候群 ……… 110	3. 甲状腺疾患に伴うドライアイ … 111
2. 移植片対宿主病（GVHD）による	4. ドライアイの治療 ………… 111
ドライアイ ……………… 110	

第12章　どこから眼科？どこから皮膚科？ …………………………………… 115
Q 帯状疱疹が眼の周辺に出た場合，眼科受診は必要ですか？

| 1. 単純ヘルペス性結膜炎 …… 115 | 3. 眼瞼腫脹 …………………… 118 |
| 2. 眼部帯状疱疹 ……………… 117 | 4. 眼科，皮膚科どちら？ …… 119 |

第13章　点眼薬の基礎知識 ……………………………………………………… 120
Q 市販の点眼薬は効果がないのでしょうか？

1. 点眼・点入方法 …………… 120	8. 薬剤による接触皮膚炎 …… 128
2. 点眼は1滴，点入は1cm … 122	9. 人工涙液 …………………… 128
3. 点眼の順番 ………………… 123	10. 市販の点眼薬 ……………… 130
4. 点眼薬の保存 ……………… 123	11. 洗眼は必要？ ……………… 130
5. コンタクトレンズを	12. 眼帯は必要？ ……………… 131
しているとき …………… 124	13. 患者によく聞かれること … 131
6. 防腐剤について …………… 126	14. 処方点眼薬の検索方法 …… 132
7. NSAIDs点眼 ……………… 126	

第14章　「緑内障治療中ですが大丈夫？」と聞かれたら ……………………… 133
Q 処方しようとした内服薬が「緑内障禁忌」となっていますが，
　　緑内障治療中の患者には使えないのでしょうか？

1. 開放隅角と閉塞隅角 ……… 133	3. 緑内障禁忌の薬を投与するとき … 136
2. 隅角の狭い患者が	4. 散瞳する薬いろいろ ……… 138
眼科を受診したら ……… 134	5. 眼圧が上がってしまったら … 139

第3部 眼科あれこれ　知ってトクする眼の話　141

第15章　眼底写真読める？ ……… 142
Q 新しく眼底カメラを買おうかと思っていますが，プライマリ・ケアで眼底写真を撮ってもよいでしょうか？

1. 緑内障の診断できますか？ ……… 142
2. 最新の診断器機 OCT ……… 143
3. 糖尿病網膜症は散瞳検査が必要 … 143

第16章　眼科を最初に受診する他科疾患 ……… 146
Q 眼科を最初に受診する他科疾患にはどのようなものがありますか？

1. めまい ……… 146
2. 一過性黒内障 ……… 147
3. 眼瞼下垂 ……… 147
4. 脊髄小脳変性症 ……… 149
5. 網膜静脈閉塞症の背景にある疾患 ……… 149
6. 複視 ……… 150

第17章　頭痛と眼科 ……… 153
Q 眼科を受診する，ほかに症状を伴わない頭痛の原因は？

1. 眼科で治療する頭痛 ……… 153
2. 眼科に来る片頭痛患者 ……… 154
3. 眼の奥の痛み ……… 155
4. Vogt-小柳-原田病 ……… 156

第18章　視力あれこれ ……… 157
Q 視力を測るのは簡単ですか？

1. 近視，遠視，老視 ……… 157
2. 裸眼視力の測定方法 ……… 158
3. 視力（小数視力）……… 159
4. 視力の記載方法 ……… 160
5. 健康診断の視力検査 ……… 161
6. 運転免許に必要な視力 ……… 162
7. メガネ ……… 163
8. コンタクトレンズのミニ知識 ……… 165
9. 視力の成長 ……… 166
10. 弱視 ……… 167
11. 心因性視力障害 ……… 169
12. 近視の矯正手術 ……… 169
13. 老視の矯正方法 ……… 171
14. 視覚障害 ……… 172
15. 先天色覚異常 ……… 172

第19章　「角膜を提供したい」と相談されたら　174
Q アイバンクに登録していないと角膜は提供できないのでしょうか？

1. 角膜移植術　174
2. 角膜提供の希望があったら　174
3. ドナー使用禁忌　178
4. iPS細胞によりドナーは不要になるか？　179

第20章　直像鏡による眼底検査　180
1. 検査方法　180
2. 見えるもの　181
3. パンオプティック™検眼鏡（WelchAllyn社）　183

付章　点眼薬のminimum requirement　185
1. 抗アレルギー薬　187
2. 抗菌薬　187
3. ドライアイ，角膜治療薬　187
4. 抗ウイルス薬　188
5. 調節機能改善薬　188
6. ステロイド剤　188
7. 非ステロイド性抗炎症薬　188
8. 抗緑内障薬　188
9. 点眼麻酔薬　189

索引　190

COLUMN
- 新治療の始まり　25
- 問診はむずかしい　36
- ベランダ園芸　45
- 病態が気になります　57
- 点眼しますね　75
- 術中にどう見えているのか　92
- 両眼発症　109
- 間違えました！　114
- 浦島伝説　145
- らんちゅう　152
- 義眼　173
- 眼科医の日常　184
- ドナー発生　189

眼症状の診断フローチャート

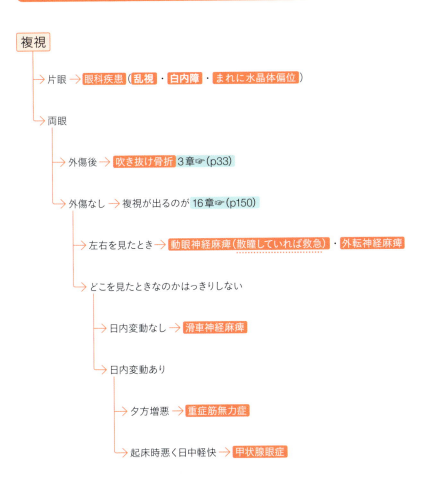

- 眼痛
  - → 痛みが眼周囲 → 麦粒腫・化膿性霰粒腫 6章☞(p63)
    - 帯状疱疹 12章☞(p117)・急性涙嚢炎
  - → 眼球の痛み
    - → コンタクトレンズを使っている
      - → つけたまま就寝した，ケア用品の中和を忘れた → 4章☞(p41)
      - → 白色病変がある
        - → 角膜中央 → 角膜感染症 1章☞(p15)
        - → 角膜周辺 → 無菌性角膜浸潤 9章☞(p96)，13章☞(p126)
      - → 白色病変はない → 軽症の角膜の傷
    - → コンタクトレンズを使っていない
      - → 複視あり → 複視のチャート参照
      - → 複視なし
        - → 視力低下あり
          - → 点眼麻酔で痛みが消える → 電気性眼炎 4章☞(p37)
            - 角膜上皮びらん 2章☞(p21)
          - → 点眼麻酔で痛みが消えない
            - → 対光反射
              - → 減弱or散瞳していて消失 → 緑内障発作 1章☞(p8)
              - → RAPD（+）→ 視神経炎 3章☞(p35)
              - → 正常 → ぶどう膜炎・眼内炎 1章☞(p14)，3章☞(p34)
                - 両眼の視神経炎 3章☞(p35)
        - → 視力低下なしorわずか
          - → 充血あり → 充血のチャート参照
          - → 充血なしorわずか
            - → 点眼麻酔で痛みが消える → 軽症の角膜の傷
              - アレルギー性結膜炎 8章☞(p84)，9章☞(p98)
              - ドライアイ 5章☞(p49)，9章☞(p98)，10章☞(p106～107)，11章☞(p110)
              - 角膜異物 3章☞(p31)・結膜異物 3章☞(p26)
              - 角膜ヘルペス 9章☞(p95)・糸状角膜炎 7章☞(p83)
            - → 点眼麻酔で痛みが消えない → 眼精疲労 17章☞(p153)
              - 時に鼻や歯からくる痛みや帯状疱疹痛 12章☞(p117)

```
充血
├→ べったりと赤い → 結膜下出血 4章☞(p38)
├→ 出血ではない
│   ├→ 眼脂あり  結膜炎（細菌性・ウイルス性・アレルギー性）6章☞(p60)
│   │           時に麦粒腫・急性霰粒腫
│   └→ 眼脂なし
│       ├→ 痛みあり
│       │   ├→ 視力低下あり → 眼痛のチャート参照
│       │   └→ 視力低下なし
│       │       ├→ 点眼麻酔で    → 角膜の傷（軽症）・角膜異物 3章☞(p31)
│       │       │   痛みが消える    結膜異物 3章☞(p26)
│       │       │                  コンタクトレンズトラブル 眼痛のチャート参照
│       │       └→ 点眼麻酔で    → 瞼裂斑炎 9章☞(p100)
│       │           痛みが消えない  上強膜炎 9章☞(p102)・軽症のぶどう膜炎
│       │                          眼精疲労 17章☞(p153), 18章☞(p164)
│       └→ 痛みなしor軽い   ドライアイ 5章☞(p49), 9章☞(p98),
│                          10章☞(p106～107), 11章☞(p110)
│                          軽症アレルギー性結膜炎 9章☞(p98)
│                          結膜びらん 9章☞(p95)
│                          Horner症候群 16章☞(p148)
│                          内頚動脈海綿静脈洞瘻 9章☞(p102)
```

第1部 救急・ER

「眼の患者」をどこまで診る？
いつ紹介する？

第1章 すぐに眼科へ

緊急度 ★★★

Q すぐに(時に夜間であっても)眼科医が診察すべきものは？
A 片眼の急激な視力低下，アルカリ外傷，穿孔している外傷，緑内障発作など

> **POINT**
> ・急激な片眼の視力低下，穿孔性眼外傷はすぐ眼科へ
> ・液体が目に入った場合はまず洗眼
> ・緑内障発作では眼圧が上がっているかをチェック

■問い合わせ段階で眼科に直行してもらったほうがよい急患もあれば，まずは洗眼を行ってから受診してもらう化学外傷のような急患，そして来院後の診察で眼科救急疾患と判明するような場合もあります。この章ではそれぞれについて解説します。

1. 網膜中心動脈閉塞症

▶▶▶ 突然の片眼視力低下は網膜中心動脈閉塞症を疑い，すぐ眼科へ！

□「突然片方の眼が見えなくなった」という場合には，網膜中心動脈閉塞症が考えられます。網膜剥離や眼底出血の場合にも片眼の視力低下となりますが，その場合，進行には数時間から数日かかります。網膜中心動脈閉塞の場合には，何時何分まではっきりとわかるくらい視力低下が急激に起こります。これは**動脈閉塞後に網膜壊死が始まるため，症状発症から数時間で血流を再開させれば治療できるかもしれない眼科の救急疾患**です。治療できる「かもしれない」というのは，受診まで時間がかかってしまうことにより失明する例が多いからです。そして閉塞の程度が大きいと発症直後の治療も効果がありません。

□治療は眼球マッサージ，ペーパーバッグ換気療法，ニトログリセリンや

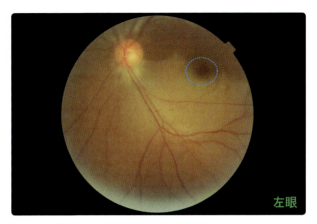

図1-1 網膜中心動脈閉塞の眼底写真
視力不良のため中心固視ができず黄斑部（点線囲み）が右上に見えている。黄斑より上部は正常網膜が残っている部分で，他は動脈閉塞後の浮腫による白い網膜になっている。

血栓溶解薬，網膜循環改善薬の投与，房水を抜く，高圧酸素療法，頸部交感神経節ブロックを行う，などです。房水を抜くこと以外は眼科医がいない救急外来でもできそうですが，まず診断をつけなくてはなりません。

□図1-1は「朝起きたら片方の眼が見えなくなっていた」と言う患者の，発症から数時間と思われる眼底写真です。完全閉塞ではなく一部にまだ血流のある網膜が見えているため，正常網膜と白くなっている浮腫状網膜の境界がよくわかります。中心動脈が完全閉塞すると網膜全体が白くなり，厚みの薄い黄斑部だけが赤く見える（脈絡膜が透けて見えるため）いわゆるcherry-red spotというものが有名です。しかし当直医の場合，救急で来た患者の眼底を見て浮腫状網膜やcherry-red spotがわかるかどうか悩むより，主訴から診断をつけて中核病院クラスの眼科に直行してもらったほうがよい疾患です。症例数はさほど多くありませんが（10万人に約1人），緊急を要する眼科疾患の1つとして覚えておく必要があります。オンコールの眼科医を待つことになったら，眼球マッサージ（閉眼させて15秒間強く圧迫後開放），10分間程度のペーパーバッグ換気（血中の二酸化炭素濃度が上がり，網膜中心動脈が拡張することを期

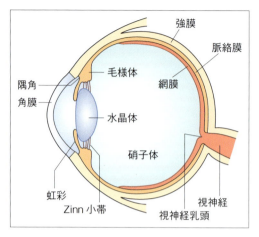

図1-2 眼球の構造
垂直断面を横から見たもの。眼球外壁は前方が角膜，後方が強膜であり，強膜の内側に脈絡膜，その内側が網膜となっている。眼球内は硝子体と呼ばれるゼリー状のものが詰まっている。

待)を行って待ちましょう。
- 病気の本態は動脈硬化ですが，必ずしも基礎疾患を伴いません。たとえば図1-1の患者は比較的若い女性で既往病歴はなく，発症後に内科も受診してもらいましたが全身的にもまったく問題ありませんでした。基礎疾患がないからといって網膜中心動脈閉塞が考えにくい，ということにはなりません。
- **片眼の急激な(数時間でというレベルの)視力低下は，原因疾患が何であれ眼科に至急コンサルトすべき**だと思ってください。診断がつかなくても構いません。その症状だけで専門が診るべき疾患と判断できるからです。
- そのほか片眼の急激な視力低下を起こす疾患には，網膜剥離，眼底出血，虚血性視神経症，網膜中心静脈閉塞症，球後視神経炎などがありますが，これらは網膜中心動脈閉塞症に比べると視力低下の度合いと急激さが軽症です。眼球の構造を図1-2に示します。

2. 外傷性視神経症（視神経管骨折，視束管骨折）

▶▶▶ 眉毛外側を打撲後，視力低下，対光反応の減弱が起きているときは外傷性視神経症を疑う。

□ これも片眼の視力低下が急激に起こる疾患です。眉毛外側を打撲することで起きます。一見とても軽微な擦過傷しかないことが多いですが，視力低下（時に光覚消失），視野狭窄，直接対光反応の減弱もしくは消失が起き，RAPD(relative afferent pupillary defect)（＋）となります。交通外傷が多いですが，球技中の怪我が原因であることもあります。

□ 骨折は必ずしも伴わず，視神経管内での浮腫や血腫による圧迫，循環障害による場合もあります。高張浸透圧薬やステロイドの点滴，ビタミンB_{12}製剤や循環改善薬の内服を行います。骨折がない場合に手術（視神経管開放術）を行うかどうかは議論が分かれるようですが，手術をする場合は眼科ではなく脳外科，耳鼻科で行うことが多いようです。画像診断まで待たずに診断はつくのですぐコンサルトしてください。光覚がなくなっている場合には予後不良です。

□ **眉毛外側部の傷を見たら外傷性視神経症を考え**，他の怪我などで眼瞼腫脹があり眼が開きにくくても，対光反応を調べてください。

3. 穿孔性眼外傷

▶▶▶ 眼球穿孔が明らかな場合はすぐ眼科へ！

□ 事故などによる頭部外傷が眼球周囲まで及ぶこともあれば，殴られたり打撲したりボールが当たったりとピンポイントで眼球打撲することもあります。眼球外傷は眼科医でも悩むような病態が多いことと，軽微な外傷のように見えて意外に重症だったり後遺症を残すことがあるため，必ず眼科医が診察すべきものですが，**急ぎ眼科医にコンサルトしたほうがよいのは明らかな穿孔があるときと急激に視力が低下しているとき**です。

□ 図1-3は「ドアの角に眼をぶつけた」と来院した患者のものですが，9時方向の角膜が水平に裂けていて虹彩が嵌頓し，前房出血も起こしています。これくらいはっきりとした穿孔性外傷であればすぐ眼科医を呼んでください。緊急手術になります。

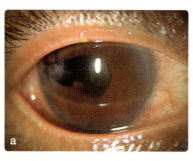 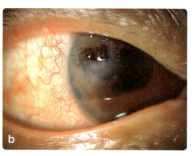

図1-3　角膜裂傷
a：正面視でも瞳孔が変形していて角膜裂傷を疑わせる所見があり，9～10時部分に嵌頓している虹彩が見えている。
b：側方視で虹彩嵌頓部分がはっきりと見える。嵌頓のために前房水の漏れは少なく前房の深さは保たれている状態である。これくらいの外傷でも患者の痛みの訴えはほとんどない。

□ ただ眼瞼は腫脹しやすく出血しやすい部位であり，眼球周囲の外傷の場合穿孔しているか見えにくいことが多く診断に悩みます。開瞼器か開瞼鉤を使ったほうがよいときがありますが，そこまで行うなら眼科で診てもらったほうがよいでしょう。無理に開瞼すると穿孔創から眼球内容が脱出してしまうことがあるからです。

□ 穿孔しているかどうかわかりにくいときに，前房水の漏出部位があるかどうかをフルオレセイン染色により確認することがあります。穿孔していれば染色液が薄まっていくのがわかります（染色方法は第9章，p93で説明）。「熱い涙が出てくる」という訴えがあれば，涙より温度の高い前房水が漏出している穿孔創が予測されます。ただ，図1-3のように創孔に虹彩が嵌頓していれば前房水は漏れません。

□ **「草刈り機を使用中に石が飛んで眼に入った」という訴えの場合には眼科に直行してもらってください**。石が眼に入ったのではなく，金属製の刃が飛入していることが多いからです。刃が前眼部の角膜や強膜を穿孔して眼球内あるいは眼窩に入ると一見正常に見え，痛みや視力低下の訴えがないことがほとんどです。ちなみに眼科領域の疾患はこのように痛みと重症度が一致しないことがよくあります。

□ **ロケット花火による外傷は，鈍的打撲と火傷が起き重症化することが多いので，眼科受診が必要**です。この外傷は水晶体から眼球後部にまで及

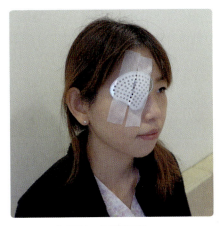

図 1-4　金属製の保護眼帯
「当て金」「カッペ」と呼ばれる。術後にはガーゼにくるんで使うことが多い。視認性をよくするために透明なものを使うこともある。

ぶ重症な外傷となることがほとんどで，失明することもあります。多くは花火の点火を確認しようとして花火の筒をのぞきこんでの事故ですが，花火を手に持って撃ち合いをしたり，人をねらって撃たれたものによる事故もあります。

□眼球穿孔している患者を眼科に送る際，金属製の保護眼帯（図1-4）があるとよいのですが，なければガーゼを軽くテープで止める程度で構いません。怪我をしたら冷やすものと思っている患者が多く，受診する際に保冷剤などで眼を強く押さえてくることがありますが，穿孔していると圧迫により眼球内容物が眼外に出てしまうこともあるので，問い合わせがあった時点で「冷やす必要はない，触らないように」と指示してください。

4.　重症のアルカリ外傷

▶▶▶ 液体が眼に入ってしまったら，まず水道水で洗う。

□**眼に何らかの液体が入ってしまった場合には，受診前に洗ってもらいます。**水道水で構わないので，できれば流水で最低10分以上洗ってもら

- います。お風呂のシャワーがあれば最適です。眼科医がオンコールで呼べる場合にはこの時点で連絡するとよいでしょう。**アルカリ性溶液は組織融解が進むため，アルカリ外傷は重症化することが多く**，眼に入るものとしてはNaOH，生石灰，消石灰，固まる前のセメント，トイレ用洗剤，カビ取り剤などがあります。可能であれば液体そのものを持参してもらいpH試験紙で確認します。尿検査用の試験紙も使えますが，pH試験紙は安いものがあるので救急外来に置いておくとよいでしょう。なお，アルカリ外傷の重症度については，第2章(p20)も参照してください。
- 来院後もまずは大量の生理食塩液で洗眼を行います。点眼麻酔(ベノキシール®)を使ったほうがよいでしょう。点滴バッグにチューブをつなげ連続洗眼すると洗眼しやすいです。眼科では洗眼用のモーガンレンズというものを使うことがあります。これは眼にはめて点滴バッグとつなげて連続洗眼できるものです。「2,000 mLで20分以上洗眼」といわれていますが，結膜嚢の涙液が中性となるまでが1つの目安です。可能であれば上眼瞼も翻転し，セメントの固まりなどが結膜嚢にある場合は取り除きます。
- **アルカリ外傷の重症例ではステロイド点眼や散瞳薬を処方することもあるので，その日のうちに眼科医が診察することをおすすめ**します。角膜と結膜の境目は輪部と呼ばれ，角膜上皮細胞の幹細胞が存在する場所です。そこが損傷を受けて機能しなくなると，透明な角膜上皮は作られなくなり結膜で覆われてしまいます(図1-5)。最重症の場合，結膜による被覆も行われないと，角膜実質が融解したり，感染症を起こすことがあります。
- 消石灰は学校などのグラウンドでラインマーカーとしてよく使われていましたが，強アルカリであるため眼に入ると障害を残すような事例の報告もあり，現在は炭酸カルシウムのマーカー使用が推奨されています。

5. 急性原発閉塞隅角緑内障・急性原発閉塞隅角症

▶▶▶ 頭痛，眼痛があり，ほかに原因がない場合，眼圧上昇も考慮。

- 緑内障というと，いわゆる「緑内障発作(アタック)」と呼ばれる症状を

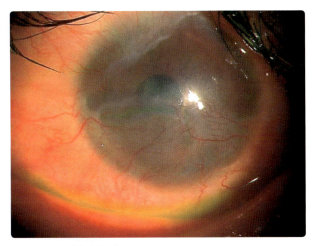

図 1-5　角膜化学外傷
1～3時あたりの角膜輪部は残っているため一部透明な角膜は見えているが，他は結膜侵入が起きている。視力は矯正しても0.02程度であった。この場合中央の角膜だけを全層移植しても再び結膜侵入が起きてしまうため，外科的に治療する場合は角膜上皮移植や輪部移植という特殊な方法になる。この症例は特殊な治療用コンタクトレンズで視力が0.9まで回復した（吉野眼科クリニック吉野健一先生ご提供）。

思い浮かべる方が多いですが，これは緑内障全体のなかではそれほど多いものではありません。しかし，**眼科が対応しなくてはならない救急疾患なのに他科を受診してしまうことが多い**ことでよく知られています。

☐ 眼球内には毛様体で作られた房水が虹彩の裏から表にまわり隅角から吸収される，という循環があります（図1-6）。隅角が閉塞すると排水できなくなるため急激に眼圧が上昇し，時に40～80 mmHgになります（正常眼圧は10～20 mmHg）。もともと隅角が狭い眼が何らかのきっかけ（抗コリン薬の内服，散瞳用の点眼薬，精神的な興奮，長時間下を見続けたときなど）で隅角が閉塞するといわれていますが，薬剤によるもの以外は原因がはっきりしないことも多くあり，問診だけでは診断できないこともよくあります。

☐ 自覚症状としては，**頭痛**，**眼痛**，**悪心**，**嘔吐**，**霧視**，**視力低下**などがあり，肉眼的にわかる他覚所見としては**結膜充血**，**毛様充血**，**散瞳**，**対光反射の減弱あるいは消失**などがあります。対光反射を見ようとして瞳孔

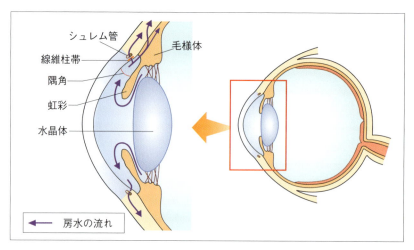

図1-6　房水の循環
眼球内を循環する房水は，毛様体で作られ，虹彩の裏を通って瞳孔から前房に流れ出て，隅角から吸収される。

が見えにくければ緑内障発作による角膜混濁の可能性が高いといえます。必ずしも典型的な症状がそろうわけではありません。患者がよくイメージしている「激しい頭痛，眼痛で見えなくなり，吐いている」のような症状がはっきりなく，何となくおかしいと思う程度の症状しかないために，眼科で診察を受けて初めて診断されることもよくあります。

□ **救急外来で緑内障を疑い除外診断するためには眼圧を測定するのが一番よい方法**です。40 mmHg以上の眼圧が測定されれば，それだけで診断できます。治療はレーザーで虹彩に孔をあけて房水流出路を作り眼圧を下げます。時にレーザーが効果なく手術になることもあります。診断がつき，眼科医の到着を待つ間にマンニトールの点滴，ピロカルピン（サンピロ®）の点眼を行うことができればよいのですが，点眼の常備がなく別施設に行ってもらう場合には，その施設に急ぎ移動してもらってください。

〈眼圧測定〉

□ 眼科がある病院や人間ドックを行っているところでは**非接触型の眼圧計**

があるはずです。風がシュッと出てくる検査器械です。これを使用すれば誰でも眼圧を測ることができますので、一度使い方を習得しておくとよいと思います。あまりに高い眼圧の場合にエラーが出てしまうことがあるので、左右を測って片方がエラーとなれば高い眼圧を疑う必要があります。眼圧計には、この非接触型のもの以外に**手持ちの眼圧計**もあります。眼科のない施設であれば、往診やベッド上での診察にも使うことができるので手持ちのものを常備されることをおすすめします。しかし通常の眼圧計より安いとはいえ数十万円はかかり、仰臥位では測定できない眼圧計もあるので目的に合わせて検討してください。

☐ もし眼圧計がなく、症状から緑内障発作が疑われる場合には**触診するのも1つの方法**です。原始的と思えるかもしれませんが、眼科でも、何らかの理由で通常の眼圧測定ができない場合などはこの触診方法で眼圧を確認します。方法としては、軽く眼を閉じてもらい、両方の人差し指で眼球を交互に押すことで眼圧をチェックします。緑内障の発作眼は石のように固く触れます。ある程度慣れが必要な方法なので、健常人で触診の練習をしておくとよいでしょう。左右の眼球の固さに差があれば、眼圧が上がっている可能性大です（まれにですが、両眼緑内障発作もあります。比較するには自分の眼を触ってみるとよいでしょう。コンタクトレンズが入っていても触診は可能です。レンズ装用により触診でわかるほどの眼圧の差はでません）。

☐ 眼科で治療をしている緑内障の患者の多くは開放隅角緑内障です。隅角が狭い眼には眼圧が上がることがないように何らかの処置が行われていることが多いため、緑内障発作で受診する方は「今まで眼科にかかったことがない」ということがよくあります。遠視眼によく起きるのですが、子どものころから視力が良好な遠視の方は眼科にかかることも少ないのです。**眼科での治療歴、既往歴がないから緑内障発作ではない、とはいえません**。なお、白内障手術をしていれば緑内障発作を起こすことはありません。

☐ 視神経と視野に変化がない場合では正確には緑内障という病名がつかないため、急性原発閉塞隅角症という病名が挙げてあります。眼圧が上がっても視神経が障害されないことがあるからです。ただ眼科医に連絡

するときには「緑内障発作」と説明して構いません。

6. 腹臥位手術後の眼合併症

▶▶▶腹臥位手術は眼合併症が起きないように注意。

☐腹臥位術後に視機能障害が起きる率は0.1％前後と高くはありませんが，**虚血性視神経症，網膜動脈閉塞症，皮質盲という合併症のため，起きてしまうと回復する可能性はほとんどありません**。一番大切なことは眼合併症が起きないようにすることであり，米国麻酔科学会のまとめた提言があります[1]。

〈虚血性視神経症〉

☐虚血性視神経症は視神経に供血する血管の血流低下により起きます。**リスクファクターは，術前の貧血，肥満，喫煙，高血圧，糖尿病，末梢神経障害，冠動脈疾患，そして長時間手術，出血量が多い手術**です。予防としては，血圧輸液管理，二期的手術の検討などが挙げられ，ハイリスク患者では術後に視機能をチェックすることが推奨されています。

☐仰向け体位ですがTrendelenburg体位の術後にもこの症候の報告があります。

〈網膜動脈閉塞と皮質盲〉

☐網膜動脈閉塞は，術中眼球が圧迫され，眼圧が上昇することにより起きるのではと考えられています。術中の体位の工夫が必要です。皮質盲は視覚路の梗塞や虚血により起きるので眼科で治療するものではありませんが，術後の視力低下の鑑別診断は眼科で行います。網膜動脈閉塞は網膜に所見があり，前部虚血性視神経症では視神経に所見がありこれによって診断できます。視神経乳頭より後ろに病変のある後部虚血性視神経症と皮質盲は一見正常な眼所見のようでありながら視野で診断がつくので，眼科での検査が必要です。術後に「見えにくい」という訴えがあったら，眼科に相談してください。

〈消毒薬による眼障害〉

□ 腹臥位手術後のもう1つの眼合併症は，消毒薬によるものです。術野の皮膚消毒に使う消毒薬と同じものを結膜嚢洗浄にも使いますが，その場合は希釈したものを使い，そのあとに生理食塩液で薬剤を洗い流します。腹臥位手術中に眼球周囲のカバーが不十分で消毒薬がカバー内に流れ込んでしまうと，持続的に消毒薬に接触するため眼表面の障害が起きます。**消毒薬が入り込んでいることを術後に発見した時点で生理食塩液により洗眼し，眼科にコンサルト**してください。高濃度消毒薬の場合，角膜上皮障害，それも特殊な移植手術が必要な重症例の報告や，角膜内皮障害，白内障や緑内障の報告もあります[2]。

7. 笑気麻酔後の視力低下

▶▶▶ 眼内長期滞留ガスがある場合には笑気麻酔は避ける。

□ 全身麻酔術後に視力低下が起きる原因の1つに，眼内のガスの膨張により眼圧上昇が起こり網膜動脈閉塞になっていることがあります。

□ 網膜硝子体術後にタンポナーデ目的のため眼内長期滞留ガスとして六フッ化硫黄（SF_6）あるいは八フッ化プロパン（C_3F_8）を硝子体腔中に入れることがあります[3]。高所（特に航空機内）でこのガスが膨張したり（高所では眼内に空気を入れた場合でも膨張することがあります），亜酸化窒素（N_2O，笑気）がガス部分に移行し膨張し，眼圧上昇が起こり網膜動脈閉塞が起きるという報告があります。

□ 前述したように（p2），網膜動脈閉塞症は起きてしまうと治療が難しいので，予防が大切であるといえます。SF_6は2週間程度，C_3F_8は6〜8週間程度で消失しますが，時に長く残存することもあり，**笑気を使う予定手術の患者がこれらのガス注入の手術を受けていたのであれば，消失していることを眼科で確認してもらったほうが安心**です。眼底検査ですぐわかります。ただ緊急手術で既往歴もはっきりしない場合に確認は難しいので，アメリカではガス注入後にリストバンドをつけてもらったりしていますが，残念ながら日本では一般的ではありません。

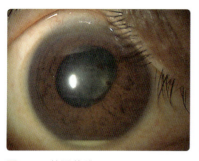

図1-7 前房蓄膿
おそらく糖尿病が原因の虹彩炎（ぶどう膜炎は原因が不明のことが多い）。炎症細胞がニボーを形成している。

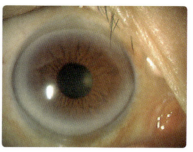

図1-8 老人環
角膜輪部が輪状に混濁する。外周に透明帯があるのが特徴。

8. 前房蓄膿

▶▶▶前房蓄膿を見たら眼科へ。

□「黒目の下側に白いものが溜まっている」という問い合わせを受けたら，それは前房蓄膿（図1-7）の可能性が高いので，すぐ眼科を受診してもらってください。前房蓄膿は感染による眼内炎，あるいは非感染性のぶどう膜炎により起き，前房蓄膿が起きるくらいの眼内炎症があれば，ほかに充血，痛み，視力低下などの症状があります。

□前房蓄膿を起こすことがある白内障術後の眼内炎は500～2,000例に1件起きるとされています。**特に術後早期（ほとんどが1週間以内）に起きたものは菌の毒性が強いので，早急な硝子体手術が必要**です。白内障手術を行う施設のすべてが硝子体手術をしているわけではありませんが，まずは手術をした施設に問い合わせをしてもらってください。

□なお老人環と呼ばれる角膜周辺部，輪部の濁りは生理的なものです（図1-8）。脂質の沈着で起こり，80歳以上ではほぼ全員にみられるといわれている加齢現象です。病気と思って（白内障と勘違いする方が多い）受診する患者がいますが，急激に起きるものではなく，また部位からも診断は容易です。混濁は角膜中央に向かうことはないので，視力への影響はありません。なお，40～50歳以下の方にみられる場合には若年環と呼ばれ，脂質異常症の可能性があります。

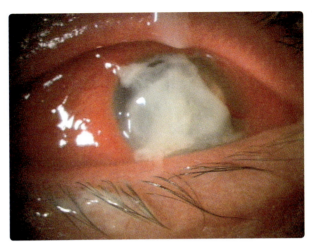

図1-9 コンタクトレンズによる緑膿菌感染
眼脂と区別がつきにくいが白色病変のある角膜潰瘍が眼脂の下にあり，この直後角膜穿孔した症例。数日前より視力低下していたが，そのままコンタクトレンズ装用を継続していたとのこと。

9. コンタクトレンズ使用中の大量の眼脂

▶▶▶コンタクトレンズ使用者の大量眼脂，視力低下はすぐ眼科へ。

□ 細菌性結膜炎は治療しなくても自然治癒することがありますが，**コンタクトレンズを使用している場合の結膜炎症状には積極的な抗菌点眼薬の治療**が勧められています[4]。

□ コンタクトレンズによる重篤な感染症は緑膿菌とアメーバ感染です[5]。アメーバ感染は診断が難しいのですが，進行がゆっくりであるため眼科で診る必要のある疾患です。緑膿菌が角膜感染症を起こすと進行が急激であり，角膜穿孔を起こす可能性があります。

□ 図1-9は「最近目やにが多かったが今朝から見えなくなった」と受診した患者のものですが，眼内の状態がわからないほどの膿性白色眼脂が出ています。すぐに大学病院に紹介しましたが，到着した時点で角膜穿孔したそうです。**大量の眼脂，視力低下があり，ふだんコンタクトレンズを使用している，という患者の場合には，問い合わせを受けた段階で眼科に行くよう伝えてください**。もし抗菌点眼薬を処方する場合には広域

スペクトルのものでよいでしょう。緑膿菌に効果があるのはアミノグリコシド系ですが，角結膜上皮障害を起こすことがあるので，専門医が診断するまでは広域の抗菌点眼薬でよいでしょう。

10. 動眼神経麻痺

▶▶▶ 複視を伴う眼瞼下垂があり，散瞳していたら脳外科へ！

□ これは「すぐに眼科へ！」ではなく，「すぐに脳外科へ！」となることがある疾患ですが，緊急性が高いので記載しておきます。

□ 動眼神経麻痺の症状は，**複視**，**眼瞼下垂**，**外斜視**です。眼瞼下垂が瞳孔までかかることが多いため，複視を自覚していない場合もあります。動眼神経麻痺の症状があり，散瞳していると圧迫病変が考えられ，脳動脈瘤の可能性が高いです。**複視を伴う眼瞼下垂があり，散瞳していたら脳外科を救急受診**する必要があります。

文献

1) American Society of Anesthesiologists Task Force on Perioperative Visual Loss. Practice advisory for perioperative visual loss associated with spine surgery: an updated report by the American Society of Anesthesiologists Task Force on Perioperative Visual Loss. Anesthesiology 116: 274-285, 2013 [PMID: 22227790]
2) Shigeyasu C, et al: Ocular surface reconstruction after exposure to high concentration of antiseptic solutions. Cornea 31: 59-65, 2012 [PMID: 22081151]
3) 大路正人，他：眼内長期滞留ガス（SF_6，C_3F_8）使用ガイドライン．日本眼科学会雑誌 114：110-115，2010
　　▶以下よりダウンロードできます．
　　http://www.nichigan.or.jp/member/guideline/sf6-c3f8.jsp（2019年2月26日閲覧）
4) Azari AA, et al: Conjunctivitis: a systematic review of diagnosis and treatment. JAMA 310: 1721-1729, 2013 [PMID: 24150468]
　　▶第6章でも参照していますが，結膜炎についても書かれているレビューです．無料ダウンロードできます．
　　http://www.ncbi.nlm.nih.gov/pmc/articles/PMC4049531/（2019年2月26日閲覧）
5) 宇野敏彦，他：重症コンタクトレンズ関連角膜感染症全国調査．日本眼科学会雑誌 115：107-115，2011

第2章　翌日には眼科受診を

緊急度 ★★

Q 穿孔していない眼球打撲，軽症と思われる化学外傷でも眼科受診は必要ですか？

A 外傷後はいろいろな症状が起きてきますので，穿孔していなくても翌日には眼科を受診することを勧めてください。化学外傷もその後の経過の診察が必要です

POINT
- 眼球打撲は穿孔していないようにみえても重症なことがあるので必ず眼科へ
- 軽度の化学外傷であっても一度は眼科の診察を受けてもらう
- 涙小管周囲の裂傷は縫わずに眼科へ紹介する

■眼球打撲は，明らかな穿孔創がなくても眼球破裂していたり，外傷による影響が眼底などに出ていることがよくあります。一度は眼科での診察が必要となります。

1. 網膜剥離

▶▶▶ 急に増えた飛蚊症と進行する視野欠損は，網膜剥離が進行していると考えられるので，すぐ眼科へ！

☐ 外傷が原因ではない網膜剥離患者が夜間救急に来ることは少ないでしょう。眼科としての救急疾患のため，眼科がない医療機関を受診することはあまりないと思います。イメージとしては，「増えていく飛蚊症に加えて1日から数日かけて進行する視野欠損」です。

☐ 眼球後極部の網膜剥離であれば眼底写真や直像鏡でも診断がつきますが，網膜裂孔は網膜周辺部にできることがほとんどなので，その周りから広がってくる網膜剥離は散瞳検査をしないとわかりません。救急医が

網膜剥離を疑い眼科受診を勧めるのは主訴から判断することが多いと思います。すぐに眼科を受診したほうがよい訴えは「飛蚊症が急に増えたと思ったら，膜状のものが下がってきて（あるいは，上がってきて）視野が欠けてきた」というものです。これは網膜裂孔ができて網膜剥離が進行している状態だからです。

☐ 当日手術にならないこともありますが，診断がついた時点で方針（いつ誰が手術をするか）を決めるので，もし剥離を疑う患者に出会ったらまず電話で眼科に問い合わせをしてください。眼科で最も多く行われている手術は白内障手術ですが，白内障手術を行っている施設が網膜剥離の手術もしていることは少ないので確認が必要です。白内障手術は現在日帰り手術のほうが多くなっていますが，網膜剥離は原則入院手術となります（日帰りで行っているところもありますが少数派）。

☐ 緊急性のない飛蚊症も，大半は主訴でわかります。何年も前からある飛蚊症は変化がなければ緊急性はまったくありませんし，ある日数個の飛蚊症（「虫」「ゴミ」「髪の毛」「煙」「カエルの卵」など表現はいろいろです。眼球運動よりワンテンポ遅れて動きます）に気づいたが数に変化がなく見えている，というのはほとんどが生理的飛蚊症です。眼球内のゲル状の硝子体が液化することによって見える加齢現象です。もちろんこれらの飛蚊症が問題ないと診断するには眼科での散瞳検査が必要なので，1週間以内程度で受診してもらったほうが安心です。

☐ 硝子体が加齢により収縮すると後部硝子体剥離という状態になります。この剥離が起きたことによる飛蚊症では，硝子体の後部が見えるため「輪が見える」という訴えがあること，そしていつ起きたか時間まではっきりと覚えている，ということが特徴です。加齢現象ではありますが，時に硝子体剥離が起きる際に出血を起こしたり網膜裂孔を作ることがあるので，これも1週間以内の眼科受診を勧めます。裂孔ができていたとしても周囲の網膜剥離が狭い範囲であれば外来でレーザー治療により治すことができます。

☐ 硝子体が収縮するときに網膜を牽引すると光視症が出ます。患者の訴えは「光が目の隅に走る。目をつぶっても見える」です。これも1週間以内に眼科で散瞳検査を行うことおすすめします。「光視症があったあと

に飛蚊症が急に増えた」という訴えの場合には，網膜裂孔が形成された可能性大です。
- □なおアトピー性皮膚炎のある方には網膜剥離，それも巨大裂孔によるものが起きやすいのですが，白内障も伴うことが多いため自覚症状に乏しいことがよくあります。飛蚊症や見え方に変化があった場合はもちろん，近視も伴うようであれば定期的な散瞳眼底検査が必要です。

2. 明らかな穿孔がみられない眼球打撲

▶▶▶眼球周囲のケガは軽症にみえても翌日には眼科受診を。

- □「明らかに穿孔している場合は緊急です」と第1章で書きましたが，眼球打撲は結膜下で強膜が裂けることもあり，**一見穿孔していないようにみえていても眼球破裂していることがあります**。そして散瞳眼底検査をしてみると，網膜裂孔や網膜剥離，網膜振とう症などがみられることもあります。図2-1は打撲による前房出血です。打撲により眼球が変形し，隅角が離開したところから出血します。穿孔外傷ではないので緊急性はなく，これくらいの出血では視力も低下しませんが，ここまでの症状がある場合は眼底に何らかの所見があることがほとんどです。**眼球打撲傷は穿孔していなくても一度は眼科の診察が必要**ですので，眼科医がいない場合には翌日で構いませんので必ず眼科を受診してもらってください。
- □手のひらではたかれた程度であればまず大丈夫ですが，拳(こぶし)で殴られた，勢いよく何かにぶつかった（転倒して眼球部分に何かの角が当たると危険），ボールがぶつかった（サイズが小さくなるほど重症化しやすい。ゴルフボールが直撃したという場合は眼球破裂していることがあります），泥酔していて外傷の経緯は詳細不明だが眼球周囲の皮下出血がひどい，といったときは眼球打撲として眼科受診を勧めてください。
- □最近の白内障手術は創口が4mm程度と小さいので昔よりは打撲に強くなっていますが，創口から眼内レンズが脱出するような外傷もあります。また角膜移植後で全層角膜移植の場合には打撲に非常に弱く，特に抜糸後は移植片が外傷でずれることがあります[1]。最近の角膜手術では内皮部分だけ，あるいは逆に内皮より外層（上皮＋実質）だけを移植す

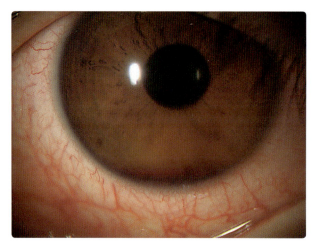

図2-1　サッカーボールが当たって起こった前房出血
角膜下方にニボーを形成する出血が見える。矯正視力は1.2と良好だったが，散瞳眼底検査にて周辺部に網膜振とう症を認めた。

るパーツ移植も増えていますが，まだ全層移植が多く行われています。全層移植の角膜移植片がはずれると完全に開放創になるので早めの手術が必要です。近視矯正手術のレーシック（LASIK: laser in situ keratomileusis）では角膜に作成したフラップが外傷によりずれることがあります[2]。**眼科の手術歴がある方の眼外傷は，軽症のようにみえても翌日には眼科受診をしてもらったほうが安心**です。

3．軽度のアルカリ外傷，その他化学外傷

▶▶▶化学外傷の重症，軽症判定はフルオレセイン染色で行う。

〈化学外傷重症度判定〉

❶問診と涙液pHによる重症度判定

☐ **重症のアルカリ外傷は強アルカリ性のものが大量にそして長時間眼に入ることで起きます。**薄めた漂白剤や水酸化ナトリウムの液体がはねて1滴眼に入った程度では軽症です。重症度は問診から予測がつき，また，受診時の涙液pHを調べると判定できます。酸性の溶液であっても，工場で使うような強酸を大量に浴びたという場合は重症になる可能性大

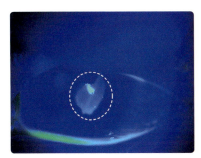

図2-2 化学外傷ではない，器械的な角膜上皮剥離のフルオレセイン染色所見
上皮のはがれた部分がフルオレセインに黄色く染まって見える（点線囲み）。

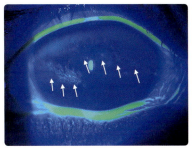

図2-3 びらんにまではなっていない点状表層角膜症の1例
原因は就寝時の開瞼と考えられる。フルオレセインに染色された点状病巣が帯状に見えている（矢印）。

です。

❷フルオレセイン染色による重症度判定

□もし手持ちの**細隙灯（ハンドスリット）での診察ができるようなら，フルオレセイン染色で重症判定も可能**です。染色方法は第9章（p93）を参照してください。フルオレセイン染色をした場合，スリット光は原則全開にし青い光にして診察します。角膜上皮びらんがある場合には図2-2のようにべったりと黄色に染まった部分がみられ，浅い傷（点状表層角膜症）だけの場合には図2-3のように細かい点状染色だけになります。**上皮びらん部分が広い，そして輪部にかかるところが多い，となるとより重症の化学外傷**ですが，痛みのために流涙が多い場合フルオレセイン色素が薄まってしまうことがあるので慣れていないとびらんを見逃す可能性があります。ある程度経験が必要です。

□これらの判定により重症でなければ翌日の眼科受診で問題ありません。抗菌薬の眼軟膏を点入して帰ってください。翌日の眼科診察であれば点眼薬を処方するより長時間眼内にとどまる抗菌眼軟膏の点入で十分と思われますが，どうしても眼科診察まで日数があいてしまう，あるいは点眼をもらっていったほうが安心，という患者の場合には抗菌点眼薬を処方してください。感染予防ですので，広域の抗菌点眼薬でよいでしょ

う．なお，眼帯による治療効果はあまりありません．広範囲の角膜上皮びらんの場合には痛みを軽くするために眼軟膏を点入して圧迫眼帯することもありますが，軽症の場合には行いません．もし，眼帯をするほうが患者が安心するのであればつけてもらって構いません（未就学児童は弱視になる可能性があるため見えなくなるような眼帯は不可）．

〈接着剤を点眼してしまったという患者には〉

☐ 時々瞬間接着剤を点眼してしまう方がいます．接着により開瞼できない場合，睫毛は切るしかありません．眼表面の接着剤もすぐ固まるので，大きな固まりを取り除いたあとに自然脱落を待ちます．眼表面の接着剤を取り除く際は点眼麻酔後肉眼で見えるものは取って構いませんが，小さなものは眼科で取るほうが確実に除去できます．緊急性はありません．患者は眼が開かないと不安になるので，睫毛の接着剤は切ってあげたほうがよいでしょう．その後，翌日でよいので眼科受診をしてもらってください．

4. 涙小管断裂

▶▶▶ 内眼角裂傷は涙小管断裂を疑う．

☐ **内眼角に裂傷が見られる場合は涙小管断裂の可能性があります**．図2-4で涙小管の位置を再確認してください．涙小管断裂が疑われる場合には縫合せずにそのまま眼科に紹介してください．涙管消息子や涙管洗浄針で確認できるようであれば確実です．夜間救急受診であれば翌日の眼科受診で構いませんが，あまりに時間が経ってしまうと再建手術が難しくなります．可能であれば「涙小管断裂（の疑い）あり」と問い合わせをしてから行ってもらったほうがよいでしょう．白内障などの手術をしている眼科施設のすべてがこの手術に対応しているわけでないからです．

☐ 図2-5は止血のために外科医が縫合した跡ですが，よく見ると涙点（図内点線囲み）の鼻側の内眼角部分が垂直に裂けていて（矢印）涙小管断裂を疑わせる状態です．眼科で涙管洗浄針により断裂を確認しましたが，このように疑わしいときには縫合せず軟膏を入れてガーゼ止血くらいで眼科に送ってもらったほうが手術がしやすいです．

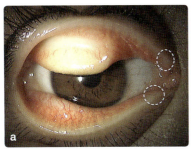 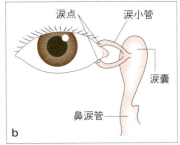

図2-4 撮影のために上下眼瞼を翻転している右眼
a：点線囲みは涙点。
b：涙点は上下左右4か所あり，この涙点より内側(鼻側)の裂傷は涙小管断裂を疑う。

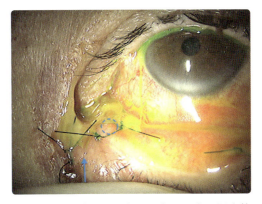

図2-5 犬に噛まれて起きた左眼下方の涙小管断裂
涙点(点線囲み)の鼻側に3針縫合してあるが，その間の眼瞼が縦に裂けているのが見える(矢印)。眼表面が黄色く染まっているのは，傷の確認のためにフルオレセイン染色をしたことによる。

5. 硝子体出血

▶▶▶ 眼底が出血で見えない場合は翌日に眼科へ。

□硝子体自体には胎生期以外に血管はないので，網膜血管あるいは新生血管からの出血によります。かなり広範囲に出血しても，まったく見えないというほどの視力低下にはならないため夜間救急外来を受診する方は少ないですが，**たまたま眼底検査や眼底写真で見つけてしまっても，緊**

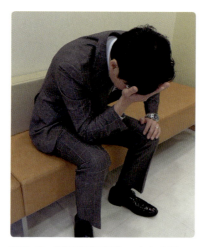

図2-6 霰粒腫切開後の止血方法
「圧迫してください」と説明すると眼球圧迫をする患者がいるので，切った場所を押さえるような気持ちで，頭の重みによって圧迫する。

急性はさほど高くありません。 眼科での対応になりますので，常勤眼科医がいない施設でしたら翌日の受診を勧めてください。

- 出血の原因は加齢による後部硝子体剥離，網膜新生血管（糖尿病網膜症，網膜静脈閉塞症，未熟児網膜症，ぶどう膜炎など），網膜裂孔，外傷，黄斑変性，血液疾患などです。原因不明であることもあります。明らかな網膜裂孔があれば手術となりますが，**出血自体は消退するのを待ち，吸収に時間がかかるようであれば硝子体手術をする**ことになります。くも膜下出血後の頭蓋内圧亢進により視神経乳頭部の静脈から硝子体出血が起きるとTerson症候群と呼ばれますが，治療方針は同じです。

6. 霰粒腫切開後の出血

▶▶▶霰粒腫切開後に出血が止まらなくなった場合は圧迫止血。

- 霰粒腫を結膜側から切開したあとにまれに出血が止まらなくなることがあります。帰宅後に出血が起きた場合の圧迫止血の方法は眼科で患者に説明しますが，もし問い合わせをもらった場合には切ったまぶたを押さ

えるような気持ちで圧迫をしてもらってください。術後によく行う方法は，ガーゼを持った手のひらで切開した部分を圧迫し，ロダンの「考える人」のように大腿に肘をついてもらい頭の重みで数分圧迫する方法です（図2-6）。これでほとんどの場合止血できます。このあとは翌日の受診で構いません。

☐点眼麻酔が使えるのであれば，麻酔後に切開部分の眼瞼を皮膚側からと結膜側から指ではさんで止血することもできます。

文献

1) Kawashima M, et al: Characteristics of traumatic globe rupture after keratoplasty. Ophthalmology 116: 2072-2076, 2009 [PMID: 19766315]
   ▶角膜移植1,962眼という多数症例の術後外傷を調査した報告です。眼球破裂は2％とそれほど多くはありませんが，視力不良例もあります。外傷の原因は高齢者の転倒によるものが多いとされています。
2) Rodriquez NA, et al: Images in clinical medicine. Corneal-flap dehiscence after screwdriver trauma. N Engl J Med 3: 368 e1, 2013 [PMID: 23282001]
   ▶LASIK後の外傷でフラップがずれてしまっている写真つき症例報告です。無料でダウンロードできます。
   http://www.nejm.org/doi/full/10.1056/NEJMicm1204137（2019年2月26日閲覧）

COLUMN

● **新治療の始まり**

　ちょっとしたきっかけが新しい治療につながることがあります。

　重症ドライアイや遷延性角膜上皮欠損に対し自己血清点眼を使用することがあります。Sjögren症候群は重症ドライアイとなることがあり，現在でも治療に苦慮することがあるのですが，その病態解明のために涙腺バイオプシーをお願いしたときの話を当時のドクターたちから教えてもらいました。

　無事に終了し，術者が帰宅した後「出血が止まらない」と患者さんが再来され，手術室であらゆる方法を試し明け方にようやく止血できたそうなのですが，患者さんが「なんだかとても調子がよいです」と言い出し，診察してみると確かに角結膜上皮の傷が減っています。「…もしかして，血液ってドライアイに効くの？！」と思いそこから血清点眼を使うようになったそうです。気づいた患者さんも素晴らしいですが，アクシデントを患者さんに役立つ情報に変えられるドクターも素敵です。

第3章　1週間以内には眼科へ　　緊急度 ★

Q 翌日に受診してもらうほどの緊急性はなくても眼科を受診してもらったほうがよいのはどのようなときでしょうか？

A 結膜異物が取れなかったとき，角膜異物，そして全身の真菌感染が生じたときです

> **POINT**
> ・上眼瞼の結膜異物はさまざまなものがある。緊急性はないので，取れなかった場合には眼科を受診してもらう
> ・角膜異物のほとんどは鉄片。錆が出ていると眼科での診療が必須
> ・IVHカテーテル中の真菌感染は眼内炎を起こすことがあり，血清学的に感染が疑われる場合には眼科で散瞳検査を行う

■一刻を争うような緊急性はないけれども眼科医が診たほうがよい場合，というものをまとめてみました。

1．結膜異物

▶▶▶上眼瞼結膜に異物が入ると異物感を訴える。眼瞼を翻転して除去する。

☐「目にゴミが入った」「目がゴロゴロする」と訴えがあり，**眼表面にも下の結膜嚢にも異物がみられない場合，上眼瞼の裏に異物が貼りついていることがよくあります**。異物溝と呼ばれる部位に異物が入り込むと洗眼しても出てこないことがほとんどですが，緊急性はありません。対応できないのであれば，眼科の通常外来を受診してもらってください。

☐上眼瞼の翻転が簡単にできれば異物を除去するのは比較的容易です。その際**点眼麻酔をしない**ことがポイントです。点眼麻酔をしていなければ，異物が取れたときにそれまでの痛みがいきなり消失し，除去できたことがわかります。

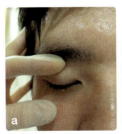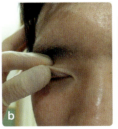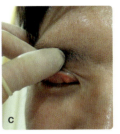

図3-1　上眼瞼の翻転方法（片手）
a：下を向いてもらい人差し指を上眼瞼縁に平行にあてる。
b, c：人差し指と親指でひねるように翻転する。

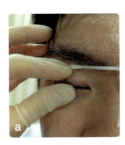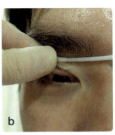

図3-2　上眼瞼の翻転方法（両手）
a：片方の手でできない場合の両手を使う方法。綿棒を眼瞼縁に平行にあてる。
b：綿棒を持っていないほうの手で睫毛を引っ張ると翻転できる。

〈上眼瞼の翻転方法〉

□ 通常眼科医は診察用の顕微鏡に患者の顔を乗せてもらい片手で翻転しています（もう片方の手で処置することが多いため）。下を見てもらい（この際眼を閉じる患者が多いので，両目で下を見てくださいと指示してください。眼を閉じてしまうと翻転できません），**人差し指を上眼瞼縁に平行にあて押し下げるようにしながら親指で翻転**します。下方奥に押し込むようなイメージでもあります（図3-1）。

□ これが難しい場合には，両手を使う方法が簡単です。眼科では硝子棒を使うことが多いのですが，綿棒で構いません。同じく下を見てもらい，綿棒を眼瞼縁に平行にあて，逆の手で翻転させます（図3-2）。慣れてい

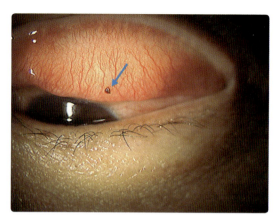

図3-3 枯れた植物の破片と思われる結膜異物(矢印)

ると硝子棒などで補助するだけで図3-1の翻転方法が可能ですが，どうしてもうまくいかないときには睫毛を引っ張ってください。図3-2ではその方法で翻転しています。

□**二重瞼術後の場合は非常に翻転しにくい**ことが多いのですが，手術したことを言わない方が多いので(家族にも秘密にしていることがあります)，翻転が難しい場合には「まぶたをかえしにくいので眼科に行ってください」と説明するほうが早いです。二重瞼術後に眼瞼を触られるのを非常に嫌がる方もいます。触っている場所からわかるように，翻転すると眼の周囲の化粧とつけ睫毛は取れてしまうことが多いのですが，睫毛のエクステンション(睫毛の1本1本に接着剤でつける人工物で，若い方に限らずつけていることがあります)は簡単には取れません。

〈結膜異物いろいろ〉

□図3-3のように肉眼でも見える結膜異物もあれば，図3-4の洗顔料に入っているスクラブのように半透明で顕微鏡を使わないと見えないものもあります。植物のトゲなども半透明のことが多く顕微鏡下でも見えにくいときがあります(図3-5)。**見える結膜異物の場合には，綿棒をそっと押し当てれば除去でき**，点眼麻酔をしていなければ異物感が消えるため除去の確認もできます。見えない異物でも綿棒で結膜表面をそっとなでる

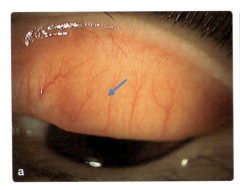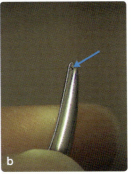

図3-4 結膜異物となった洗顔料のスクラブ（**a**）と，鑷子で取り除いたスクラブ（**b**）
a：矢印がスクラブ。半透明から透明の球体で慣れないと見つけにくい。
b：矢印がスクラブ。この大きさなので肉眼では見つけにくい。

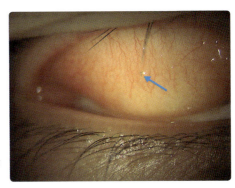

図3-5 結膜異物となった植物のトゲ（矢印）

だけで取れることもあるので試してみてよいでしょう。異物除去後は上を見てもらうと翻転したまぶたが戻りやすくなります。結膜異物は角膜に傷を作ることもあるので，除去後は感染予防のために抗菌点眼薬を処方し異物感がなくなるまで使ってもらいます。数日で治ります。

☐ **二重瞼縫合糸の断端が出てきてしまい非常に異物感を訴えることがあり**ます（図3-6）。引っ張って取れればよいのですが，白ナイロンであると糸そのものが見えにくいのと，切れていない糸の断端が見えているだけのときがあるので，取れないようなら手術した施設や眼科に行っても

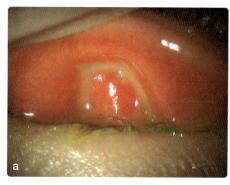 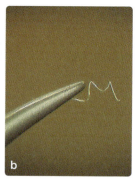

図3-6 二重瞼縫合糸による異物感
a：翻転すると二重瞼の術後はわかる。写真ではわかりにくいが、細隙灯では白い糸の断端が見えている。
b：aの縫合糸を除去したもの。

らってください。糸端を引っ張りながら根元でカットする処置を救急医が肉眼で行うのはおそらく難しいと思います。

□入り込んだものが**ソフトコンタクトレンズの場合，フルオレセインで涙を染色しておくとレンズが染まってわかりやすくなります**（染色方法は第9章，p93参照）。上の結膜嚢に入り込んだレンズは翻転後に出てきます（図3-7）。写真では青い光で染色がわかりやすいようにしていますが、白色光でもわかります。ただしレンズは染まってしまい二度と使えなくなりますので（洗浄しても蛍光色素は落ちません。正確に言うと使えないのではなく、装用していると暗闇で眼が光ります）、使い捨てではないレンズ（2週間や1か月の定期交換タイプのソフトレンズ、1年ほど使えるソフトレンズ）が取れない、という患者には事前にその旨を説明してください。治療後レンズが使えなくなった、とクレームを受けることがあるからです。なお、ワンデータイプの使い捨てレンズは一度目からはずしたものは使ってはいけません。レンズが破れていない場合、ワンデータイプのレンズであっても洗浄して入れようとする方がいるので、取れた段階で患者に見せてすぐ捨ててしまったほうが安全です。

□ソフトコンタクトレンズの場合「レンズをはずしたら欠けていた。残りが目の中にあるかもしれない」「はずそうとしたらレンズがなかった」

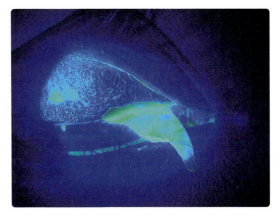

図3-7 上眼瞼を翻転して出てきたフルオレセインで染色されたソフトコンタクトレンズの破片
レンズの材質により小さい破片を生じるものと，2つに割れるだけで破片を作らないものがある。

という訴えで受診します。翻転しても出てこない場合は，すでに目から出ていってしまっている可能性が高いのですが，異物感や不安を患者が訴える場合には後日眼科を受診してもらってください。ソフトレンズが眼の中に残っていてもあまり異物感は出ませんが，レンズを取ろうとして何度も眼を触ることで眼表面に傷を作っていることがあり，そのために充血，異物感の訴えが出ることがあります。眼科受診までに使ってもらうとしたら，ヒアルロン酸の点眼でよいでしょう。患者の最大の心配は眼球の裏にレンズが落ち込むということです（なぜかそう信じている人が多いのです）。そういったことは絶対に起きないことも説明すると，レンズが取れずに眼科受診を勧めるときに安心してもらえます。

☐ なお，ゴミが入った経緯がなく，軽い異物感を訴える場合にはアレルギー性結膜炎であることもあります。

2. 角膜異物

▶▶▶ 角膜に鉄片，錆が見えれば早めに眼科へ。

☐ 角膜につく異物のほとんどは鉄片です。他の異物は涙で流されてしまう

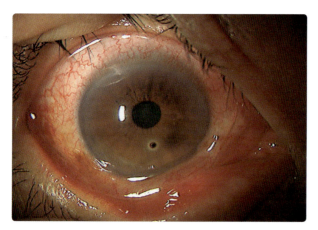

図3-8　錆が出始めている角膜鉄片異物
炎症所見も強い。

ことが多いようです。鉄片異物は角膜に接着してすぐであれば簡単に取ることができますが，数日経つと錆ができ始めます（図3-8）。こうなると異物周囲の錆を削り取らなくてはならず，眼科での治療が必要となります。**錆は放っておくと広がり，治療後も角膜に濁りが残ったり眼球全体に炎症が広がってしまうことがあります**ので，一刻を争うものではありませんが早めの眼科受診を勧めてください。鉄片異物は作業中に何かが眼に入ったと本人も気づいているのですが，最初は異物感程度のため数日して眼痛，充血の症状が出てから受診してくることがよくあります。眼内に鉄が存在すると，鉄イオンにより網膜が変性し不可逆性の変化となってしまうことがあります。なお角膜異物除去には点眼麻酔が必要です。

☐ 角膜に刺さるものはさまざまです。たとえば栗のイガがあります。これは刺さるとかなり取りにくいので，イガに入ったままの栗が眼に当たった（栗拾いに行って上を見た瞬間に栗が落ちてきた，ということが多いです）という場合には，眼科受診を勧めてください。イガが前房にまで達することもよくあります。そのほか，ハチに角膜を刺されたり，毛虫の毛が刺さると強い炎症を起こしますので，これも眼科での治療が必要

です。

3. 突き目

▶▶▶ 植物が眼に入ったあとに炎症が強くでるなら眼科へ。

☐ 角膜の外傷の原因に，植物の葉，イネや麦の穂，木の枝で眼を突いた，というものがあり，そののち感染性の潰瘍となることを突き目(匐行性角膜潰瘍)といいます。角膜は正常な上皮がある場合には感染症に対して非常に強いのですが，上皮びらんがあるとそこから感染を起こします。細菌の場合(特に緑膿菌)は進行が速いので，抗菌点眼薬を使用しても眼痛，異物感，流涙，羞明，充血などの症状が悪化するようなら早めに眼科を受診してもらってください。なお，結膜炎と異なり，眼脂は多くありません。

☐ 時に真菌による感染も起こります。糸状菌は植物の表面や土壌に生息しているため，農作業や園芸中に植物の葉や枝で角膜に傷ができると，その後真菌感染による角膜潰瘍となることがあります。**農作業や園芸中に眼に何かが入り，抗菌点眼薬にて炎症が軽快せず長引く場合には眼科を受診してもらってください。** 糸状菌は発育がゆっくりであるため，外傷から自覚症状が出るまでにかなりの時間が経過していることもあります。真菌感染の場合鏡検・培養用の検体を採取するには〔ガイドライン[1]に糸状菌による角膜潰瘍の写真あり〕，潰瘍縁の角膜実質をナイフでこそげ落とすようにしないと検体が取れないため，眼科でないと採取は難しいでしょう。

☐ カンジダによる感染もありますが，これはどちらかというと日和見感染であり，コンタクトレンズ装用，ステロイド点眼の使用などを行っている眼にみられます。

4. 吹き抜け骨折(blowout fracture)

▶▶▶ 眼球打撲後の複視は吹き抜け骨折を疑う。

☐ 鈍的外傷後，多くは眼窩下壁に，時に内壁に骨折が起こることがあり，それらは吹き抜け骨折と呼ばれています。眼球そのものに外傷の影響はなくても起きる骨折です。骨折部位に眼球周囲の外眼筋や周囲の組織が

嵌頓すると，**眼球運動制限による複視，眼球陥入，眼球の下方偏位，頬および上唇の触感の低下と痛み**（眼窩の下にある神経に対する損傷による）が起きます。眼球打撲後に眼球運動と複視を必ずチェックするのはこの骨折を見つけるためですが，最終的な診断は画像によります。第2章（p19）で述べたように眼球周囲の打撲傷は眼科での診察が必要となりますので，この骨折だけを救急で診察することは少ないと思いますが，**眼球打撲で複視がある場合には画像診断もできる施設に送ったほうがよい**といえます。治療は骨折部位にプレートなどを入れる手術になり，眼科よりも形成外科，耳鼻科で行うことが多いと思われます。
- 下壁の骨折が多いため上方視での複視がよく生じます。日常生活では正面視，下方視をしていることがほとんどですので，複視を自覚していないこともあります。受傷後は必ず全方向の見え方を確認してください。
- 鼻または副鼻腔から骨折部位を通じて眼の周りに空気が入り込んで皮下気腫を作ることがあります。特に鼻をかんだ際に生じます。
- 若年者は骨がやわらかいため嵌頓した眼外筋が壊死を起こすことがあり，これは緊急手術となります。
- なおCT画像で眼球周囲に空気像が見られる場合，網膜剝離手術で縫着したシリコンスポンジのことがあります。

5. 真菌性眼内炎

▶▶▶ IVH中に真菌感染がわかれば，眼科の診察が必要。

- 内因性真菌性眼内炎は，血行性に眼内に到達した真菌が黄斑部で増殖するため治癒後も視機能が回復しないことが多く，早期発見・早期治療が大切な疾患です。**真菌性眼内炎を発症している例のほとんどがIVHカテーテル留置例**で，IVHは最大のリスクファクターとされています。ほかには手術後（特に腹部手術後，心肺大血管手術後），臓器移植後，悪性血液疾患，悪性腫瘍，多発外傷，広範囲熱傷，ステロイド投与例，糖尿病，好中球減少，免疫抑制状態などがリスクファクターとなります。
- 原因真菌はほとんどがカンジダ属で*Candida albicans*が多く，確定診断は硝子体液中に真菌が検出されることですが，特徴的な眼底所見〔硝子体側に隆起した小円形の黄白色網膜滲出斑，羽毛状あるいは雪玉状硝

子体混濁[2]）と血液培養で真菌が出れば臨床診断例となります。血清中のβ-D-グルカンは補助診断として有用とされています。

☐ 自覚症状としては，飛蚊症，視力低下，充血，眼痛ですが，患者の意識がはっきりしていない場合も多く，自覚症状に頼るのではなくハイリスク群では眼科での診察が早期発見には必要といえます。ガイドラインでは「担当診療科において血液培養やβ-D-グルカンなど血清学的検査から**真菌感染の証拠が一度でも得られた場合には，たとえ眼科的な訴えがなくても1週間以内に眼科医による散瞳下での眼底検査が必要である**」とされています。眼科医が常駐していないところでは診察に限界があると思われますが，片眼ずつ隠して飛蚊症，視力低下がないか，といったチェックは必要でしょう（必ず片方の眼で確認してください。片方の眼が失明していても，両眼で見ていると自覚症状がないことも多いからです）。

☐ 全身投与には限界があり，硝子体手術となることも多いのですが，治療などについてはガイドライン[3]を参照してください。

☐ なお「外因性」の真菌性眼内炎は，眼科術後や角膜潰瘍部の感染巣からの波及炎症です。

6. 視神経炎

▶▶▶ 診断がつかなくても進行する視力低下は眼科へ。

☐ 視力低下と視野欠損の症状が数日から数週で悪化していきます。眼球運動痛と羞明を訴えることもあります。RAPD（relative afferent pupillary defect）が陽性ということで診断できます。小児の場合は両眼発症のことが多く，この時にはRAPDで判定できずフリッカー検査（正常35 Hz以上，視神経炎では20 Hz未満）が有用ですが，症状だけで眼科受診が必要と判断して大丈夫です。

☐ ステロイドの全身投与を行うことが多いため，入院施設のある眼科へ紹介してください。

文献
1）木下　茂，他：感染性角膜炎診療ガイドライン　第2版．日本眼科学会雑誌 117：

467-509, 2013
　▶日本眼科学会によるガイドラインです。以下よりダウンロードできます。
　http://www.nichigan.or.jp/member/guideline/kansen2.jsp（2019年2月26日閲覧）
2) Sridhar J, et al: Endogenous fungal endophthalmitis: risk factors, clinical features, and treatment outcomes in mold and yeast infections. J Ophthalmic Inflamm Infect 3: 60, 2013 [PMID: 24053550]
　▶無料でダウンロードでき，比較的わかりやすい眼底写真が載っています。
　http://www.joii-journal.com/content/3/1/60（2019年2月26日閲覧）
3) 深在性真菌症のガイドライン作成委員会（編）：深在性真菌症の診断・治療ガイドライン2014．協和企画，2014

COLUMN

●問診はむずかしい

　来院理由を「今日はどうされました？」と聞くことが多いのですが，時に「今日はどうして来たのかしら？」とややくだけた言い方をすることがあります。

　バイトで地方の眼科に行ったときにそう聞いたところ，「息子が畑に行くから一緒にトラクターで来た」と言われてびっくりしましたが，後ろにいたスタッフが「白内障です」と耳打ちしてくれました。再診がほとんどのクリニックで，来院理由を聞かれることもあまりないからなのでしょうね。英語では受診理由を聞くのに"What brought you here?"と言うときがあり，これもまた"By bus."という返事をもらってしまうことがあるそうです。

　曜日によりドクターが交代するクリニックでの話です。問診票には「ゴミや虫のようなものが見える」にチェックがついているので，先輩医師は飛蚊症と考え，散瞳眼底検査を行いました。その患者さんが翌日の私の外来を受診。「あぁ，『飛蚊症が治らない』って何度も受診する人多いんだよねぇ」と思ったのですが，患者さんは外国の方で「虫が，虫が」と片言の日本語で言っています。「もしかして」とよく見てみれば，本当に小さな虫が眼の中に入っていました。

第4章 眼科以外でも対応可能

Q 夜間救急に来院，あるいは問い合わせのある疾患で，翌日の眼科対応でも構わないと判断できるものはありますか？

A 電気性眼炎，結膜下出血，結膜浮腫は問い合わせの段階でほとんど診断でき，緊急性はありません

> **POINT**
> - 電気性眼炎は問診より診断できる
> - 結膜下出血，結膜浮腫は見ればすぐ診断できる。問い合わせ段階でも診断可能
> - コンタクトレンズが取れない場合，点眼麻酔をして自分で取ってもらう

■強い痛みがある，派手に出血している，目が閉じられないくらいむくんでいる，という状態に患者がびっくりし，夜間救急を受診することがありますが，そうしたものでもまったく緊急性のないものをまとめました。

1. 電気性眼炎

▶▶▶溶接，スキー，殺菌灯による電気性眼炎は，激痛で夜中の受診となることが多い。

□電気性眼炎は紫外線による表層角膜炎です。**溶接を直接見た，雪山でサングラス・ゴーグルをしていなかった**（「雪目」とよくいわれます），**殺菌灯を見た**，というようなことで起きます。最近は日焼けサロンでゴーグルをしていなかったために起きたという症例での来院もあります。

□紫外線を浴びて8〜12時間後に起きるため，昼間に紫外線曝露を受けた場合，午前2時くらいの急患受診となることが多く，**その受診時間と強**

い痛み，そしてほとんどの場合患者自身が原因をわかっていることより**診断がつきます**。もちろん夜間に紫外線を浴びた場合には日中受診となります。溶接の現場で作業をしている本人はマスクで防護していたが，隣で見学していた方が電気性眼炎になったというのはよくあることです。フルオレセイン染色をすると角膜上皮は全面が点状に染まりますが，そこまで診察できなくとも問診から診断はつきます。角膜は痛みに敏感なため，この電気性眼炎のように角膜全面に傷ができると激痛になることが多く開瞼も困難となり，診察するには点眼麻酔（ベノキシール®）が必要です。

☐ 感染予防のための抗菌点眼薬と，角膜の傷を治すためのヒアルロン酸点眼などを処方しますが，**自然治癒が基本**です。翌日には自覚症状は改善し，数日で治癒します。眼軟膏を入れると少し楽になるため診察後点入して帰ってもらうこともあります。鎮痛薬の内服もある程度は効果があります。なお，診察時に点眼麻酔をするとその効果が劇的なため，その処方を希望する患者も多いのですが（溶接による電気性眼炎は常習の方がいて，点眼麻酔の効果もよく知っているため自ら処方を希望されることがあります），**点眼麻酔薬は処方してはいけません**。後述するように（p44）点眼麻酔薬は時に重症の角膜障害を起こすことがあるからです。目の痛みがひどいと患者は頻回に点眼してしまい，それが症状を悪化させてしまうことがあるので，患者に渡してはいけないのです。

☐ なお，**ベノキシール®点眼の麻酔効果は20分ほどで切れる**ので，よく説明しておかないと同じ患者からの「また痛みが出た」という電話や，再受診を招いてしまいます。

2．結膜下出血

▶▶▶ 結膜下出血は電話でも対応可能。放っておいて大丈夫。

☐ 結膜の白い部分に出血すると目立つため，心配した方が夜間救急を受診することも多い結膜下出血（図4-1）ですが，電話などの問い合わせで**「白目にべったりとした出血。他に症状なく思いあたる原因もない」**と言われれば，**結膜下出血と判断できます**。出血が起きる前に眼の重い感じが出たり，出血する瞬間がわかった，という方もいますが，ほとんど

第4章 眼科以外でも対応可能

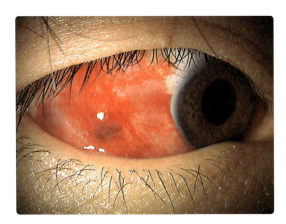

図4-1　結膜下出血
自覚症状はない。

が自覚症状がなく他人に指摘されて初めて気づきます。
- 打撲で結膜下出血が起きることもありますが，泥酔していたのでない限り記憶にないような怪我で出血することはありません。指が眼に入るなどで出血が起きることもありますが，その場合，患者はきっかけを覚えています。ウイルス性結膜炎（エンテロウイルスによる急性出血性結膜炎）に伴う症状の場合は，眼脂などほかの症状があります。
- 原因はよくわかっていませんが，若年者に起きることがほとんどないため一種の加齢現象とも考えられています。高血圧の方に起きやすい，水中ゴーグルのしめつけによって起きる，ともいわれています。また，眼科医はある同じ日に結膜下出血を起こす患者が多いことを経験的に知っています。気圧などの気象条件と関係があるのかもしれませんが，詳細はわかっていません。抗凝固薬の内服をしていると，出血が広がりやすい傾向はあるようですが，結膜下出血を起こしやすくなることはないようです。
- 患者は眼底出血と勘違いすることも多いので，結膜下出血と眼底出血は関係がないことを説明すると安心します。血管収縮薬の点眼や止血薬の内服が処方されることもありますが，**基本は自然吸収**です。出血した部分がやや凸状態になり表面の乾燥感を訴えるときにはヒアルロン酸点眼

39

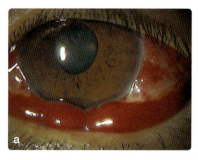 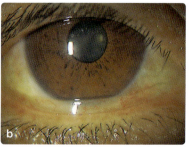

図4-2　結膜弛緩部分にたまった結膜下出血（**a**）とその僚眼（**b**）
僚眼（**b**）では，下眼瞼上に弛緩した結膜が見えている。

を処方することもあります。2週間程度で消えますが，出血の範囲が広いと1か月以上かかることもあります。

□加齢に伴って起きることより，結膜弛緩と関係があるのではと最近ではいわれています。結膜は眼球運動ができるようにある程度弛緩していますが，加齢とともにその弛緩が増加し，「白目のシワ」のようになっていきます。この弛緩部分がよれることにより血管が切れて出血し，結膜下出血になるという説があります。この場合には出血を何度も繰り返すことが多く，結膜弛緩の手術適応となります。

□**図4-2-a**は結膜弛緩部分に結膜下出血が溜まり，**図4-1**とは異なって見えますが，これも結膜下出血です。**図4-2-b**は同じ症例の僚眼ですが，下眼瞼の上に弛緩した結膜が見えています。この患者は両眼に何度も結膜下出血を繰り返し，原因が結膜弛緩と考えられます。繰り返す結膜出血の場合，手術で治ることがあるので，眼科に相談してみてもよいでしょう（難しい手術ではないのですが，結膜弛緩の病態がまだ教科書レベルの概念でないため，すべての眼科施設でこの手術を行っているわけではありません）。

□結膜下出血は全身の感染症に伴い起こることや，咳，嘔吐，息こらえの後に起きることもあります。出血を繰り返す患者で結膜弛緩も見られない場合には出血性素因もチェックしてみてください。なお小児に結膜炎など他の症状がない結膜下出血が見られる場合は虐待も疑う必要があり

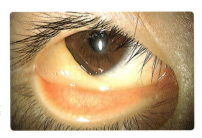

図4-3 耳側に起きている結膜浮腫

ます(小さい出血は指が入ったときなどにも起きます)。

3. 結膜浮腫(図4-3)

▶▶▶「白目のむくみ」はアレルギーによることが多く,自然吸収される。

□結膜浮腫にびっくりした患者が救急受診することがあります。アレルギー性結膜炎が原因となることが多く,眼をこすることで結膜が浮腫状になります。「白目がぶよぶよしている」「ゼリー状のものが目から出ている」という表現をする方が多く,眼球内容物が出てしまうのではと心配して受診します。小児に起きることが多いのですが,大人でも生じることがあります。部分的な浮腫のこともあれば,全体が浮腫になってしまい時に閉瞼できないこともあります。

□結膜浮腫は自然に吸収されるものですが,処方するとしたら抗アレルギー点眼薬です。冷やしてもらってもよいでしょう。数時間で軽快し,翌日にはほとんど治っています。

4. コンタクトレンズのトラブル

▶▶▶コンタクトレンズが取れない場合は,点眼麻酔後自分で取ってもらう。

□**コンタクトレンズを使っていて救急受診となる大半は,誤った使い方をしている場合**です。

□夜間に受診するコンタクトレンズトラブルで多いのは,「入れたまま寝てしまい,痛みで目が覚めた」というものです。最近のコンタクトレンズは酸素透過性がよいものがほとんどなので,さほど大きなトラブルにはならないのですが,レンズが貼りついてしまい角膜に傷を作ることが

あります。痛みのために自分でレンズを取ることができずに受診するので，**点眼麻酔後にレンズを取り，感染予防の抗菌点眼薬やヒアルロン酸点眼を処方し，翌日も痛みが続く場合には眼科を受診してもらいます。**受診時に痛みが強い場合には抗菌薬の眼軟膏を点入して眼帯をしてもよいでしょう。夜間救急受診時にはコンタクトレンズを入れたまま寝てしまったと申告すると思いますが，昼間に受診する患者の場合には聞き出すまで言わないこともよく経験します。

□ ほかに，痛みで受診するものには，中和するレンズケア用品を中和せずに入れてしまった，というものがあります。ソフトレンズのケア用品は，いわゆる「1本でOK」とうたっている洗浄，すすぎ，保存，消毒を同じ液体（MPS: multi purpose solutionと呼ばれています）で行うものと，過酸化水素で消毒後中和するものがあります（煮沸消毒は現在ほとんど使われていません）。**中和していない，あるいは中和が不十分なレンズを目に入れるのは，過酸化水素を目に入れることと同じなので，軽症の化学外傷**といえます。問い合わせがあった時点で水道水などで洗眼してもらい，翌日の眼科受診でも問題ないことが多いのですが，痛みが強い場合には抗菌薬の眼軟膏を点入して翌日眼科を受診してもらってください。

〈コンタクトレンズの取り方〉

□ 中和せずにレンズを目に入れた場合には本人がすぐ気づくため，レンズを取ってから受診することが多いのですが，つけたまま寝てしまったとき以外でもレンズが取れないと救急受診することがあります。患者のなかにはレンズが眼球裏に落ちてしまうのでは，と心配して救急車を呼んでしまう方もいますが，まったく緊急性はありません。**点眼麻酔（ベノキシール®）を使って，麻酔が効いている間に自分で取ってもらうのが一番簡単です。**痛みが強いために開瞼できずにうまく取れないことがほとんどだからです。

□ ハードレンズがずれた場合には図4-4のように見えます。レンズ使用者本人は，レンズがずれたときはレンズを眼瞼の上から押さえながら角膜の上に戻す，という方法を知っています。この場合，レンズを取ろうと

第4章 眼科以外でも対応可能

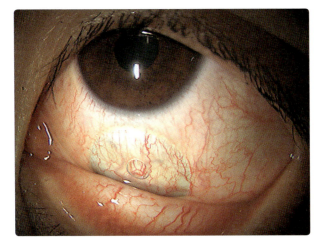

図4-4　下方球結膜上にずれたハードコンタクトレンズ

して眼表面を何度も触ったために結膜が浮腫状になっていますが，点眼麻酔後に同じ方法が可能です。まったく取れなくなっている場合には，眼科ではハードレンズ用のスポイトを使うことができるので簡単に取れますが，眼科以外ではそこまで常備していないと思いますので（高額なものではありません。コンタクトレンズ販売店で売っています），翌日眼科受診で構いません。

□ ソフトレンズの場合，点眼麻酔をして取ることができ，そしてレンズ1枚が完全にあることが確認できればよいのですが，入っているのかどうかわからない，レンズが取れたものの欠けていた，という場合にはフルオレセイン染色をしてみてください（染色方法は第9章，p93を参照）。**ソフトレンズが目の中にあればフルオレセインで黄色く染まって見えます**。なお，染色されたレンズはその後使えなくなるので，その旨説明が必要です。レンズを取ろうとして何度も触った結果，結膜が浮腫状になり，それをレンズと勘違いして来院する方もいますが，染色すればレンズでないことはすぐにわかります。

□ レンズが取れない，あるいは取れたかどうか確証がない，という場合には翌日で構いませんので，眼科を受診してもらってください。

5. 点眼麻酔の上手な使い方

▶▶▶点眼麻酔薬は麻酔として使うほか，診断にも使える。

☐点眼麻酔薬として使われるものはオキシブプロカイン(ベノキシール®)がほとんどです。これまでに記載してきたように，痛みで開瞼できない場合や，コンタクトレンズを取るときにも非常に役立ちます。また異物感，違和感の訴えがあるもののはっきりとした所見がない場合に，本当に眼表面に何か異常があるかどうかの確認に使えます。**眼の異物感の訴えのある患者に麻酔とは伝えずに点眼してみてその症状が消えれば，やはり眼表面に何かある，ということになります**(点眼が「しみる」ことは伝えてください)。結膜異物が見つからずに，この点眼で異物感が消える場合にはどこかに異物があるということなので眼科を受診してもらう，という使い方もできます。

☐作用時間が20分と短いため，会計を済ませるころに痛みが再発する，と事前に説明しておくことが必要です。点眼時の刺激は比較的強い薬ですが，救急受診時にはもとからの痛みが強いために患者はあまり気づいていないようです。

☐**点眼麻酔薬の一番の副作用は角膜上皮障害です**[1]。患者が痛みでつらいと訴えるからといってこの点眼麻酔薬を処方，あるいは手渡ししてはいけません。痛いときには処方された点眼を頻回に使ってしまう患者が多いので，重症の角膜上皮障害が起きる可能性があります。点眼麻酔薬の濃度の薄いものとしてはラクリミン®という処方薬があり流涙の治療に使うことがありますが，濃度が薄くても症例によっては角膜上皮障害が起きます[2]。

☐ベノキシール®点眼は通常処方されませんが，何らかの手段で入手し自ら点眼して角膜障害を起こす，という患者がいることは眼科では有名な話です。これは痛みの緩和のためではなく自傷行為であり，Münchausen症候群と考えられています[3]。原因不明の角膜上皮障害があり，入院後に軽快することから診断がついたり，入院中にも枕の下などにこの点眼薬を隠していたりします。

☐なお，麻酔効果は眼表面のみで皮膚には効きません。

文献

1) 厚生労働省:重篤副作用疾患別対応マニュアル角膜混濁（平成23年）
   http://www.mhlw.go.jp/topics/2006/11/dl/tp1122-1o09.pdf（2019年2月26日閲覧）
   ▶点眼麻酔による中毒性角膜症の写真があります。
2) Chen HT, et al: Toxic keratopathy associated with abuse of low-dose anesthetic: a case report. Cornea 23: 527-529, 2004［PMID: 15220742］
3) 谷藤典子, 他:Münchausen症候群に生じた難治性再発性角膜上皮障害の1例. 日本眼科学会雑誌107: 208-212, 2003

COLUMN

●ベランダ園芸

　私が一番好きな処置は結膜異物除去です。魔法のように異物感が瞬時に消え，患者さんにとても感謝されるからです。あるとき少人数の勉強会で結膜異物として見られたナスの棘の写真を見せてくれた先生がいて（透明なクモのような異物です），スーパーや八百屋さんにあるナスは出荷途中でヘタの棘は取れてしまうことがほとんどなので，棘が入るのは農家の患者さんです，と説明していました。

　その直後に異物感を訴え来院した患者さんの上眼瞼結膜に異物を発見した私は（……！　これはナスの棘だ！！　でもこんな都会でなぜ？？）と思いながらナスの棘が入ってますね，という説明を飛ばして「ナスを育てていますか？」と質問したところ，異物感がなくなりホッとしていた患者さんは「な，なぜそれをご存じで…！！」と仰天。眼科の診察室で聞かれることとしては変ですよねえ，確かに。発芽していた稲を発見したときも驚きましたが，結膜異物はいろいろあります。

第5章　内服薬などによる眼の副作用

Q 内服薬の副作用で眼に出るものにはどのようなものがありますか？
A 視力低下，角膜上皮障害，ドライアイ，眼瞼けいれんなどがあります

> **POINT**
> ・内服薬が原因となる眼症状はさまざまである。症状が出た場合は服薬内容を眼科医へ伝える
> ・他家造血幹細胞移植後の移植片対宿主病（GVHD）では半数以上に重症ドライアイが発症するため，自覚症状のある患者には眼科受診を勧める

■以前より眼科領域の副作用が報告されている薬剤もあれば，新規に使われるようになり新たに眼症状の報告が出てくる場合もあります。治療中の患者が眼の症状を訴えた場合には，眼科受診を勧めてください。

1．抗がん剤の副作用

▶▶▶抗がん剤使用中に何らかの眼症状が出たら，眼科に相談を。

□**抗がん剤が涙液中に排出され，眼表面に障害を起こす**と考えられています。角膜上皮は分裂が活発な場所なので，角膜上皮障害が多くみられます。分子標的型の抗がん剤では網膜細胞も標的としてしまうために障害が起きます。発症時期や病態はまだ詳細不明のことも多い薬剤です。

〈眼に副作用を起こす抗がん剤の例〉
❶テガフール・ギメラシル・オテラシルカリウム（ティーエスワン®，TS-1®），フルオロウラシル（5-FU）
□投与後3か月くらいで自覚症状が出てきます。**涙道の狭窄・閉塞による流涙，角膜上皮障害による視力低下，眼痛，羞明**を訴えます。涙液中に出た薬剤が直接障害を起こすと考えられ，角膜上皮障害は休薬しないと

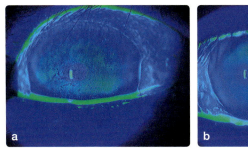
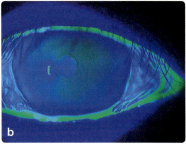

図 5-1　TS-1® 使用中の角膜上皮障害（a）と同症例の TS-1® 内服中止後（b）

a：角膜ほぼ全面に点状表層角膜炎があり，フルオレセインで染色されている。痛み，羞明，視力低下の訴えあり。
b：点状表層角膜炎は消失している。

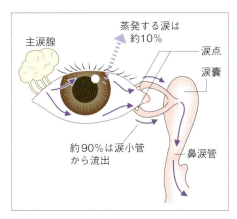

図 5-2　涙の流れ
涙のほとんどは内眼角にある涙点（上下左右 4 か所）より涙小管を通って鼻に流れていく。涙点から鼻腔までを涙道と呼ぶ。

治らないことが多いです（図 5-1）。涙液中の薬剤濃度を薄くするために人工涙液（ソフトサンティア®，第 13 章，p128 参照）を点眼してもらいます。**涙小管狭窄あるいは閉塞による流涙は，早めに涙道（図 5-2）にチューブ留置をする必要があり**ます。抗がん剤により涙道上皮が癒着を起こすのですが，不可逆性の変化のためチューブ留置で拡張を維持しま

す．涙点が小さくなる程度の変化の場合もありますが，この薬剤で治療中に流涙の訴えがあったら早めの眼科受診を勧めてください．
□副作用は高齢者に出やすいのですが，投与量や日数とは関係ないとされています．

❷エルロチニブ（タルセバ®），ゲフィチニブ（イレッサ®），セツキシマブ（アービタックス®）

□**睫毛が長くなったり睫毛乱生となり**角膜に傷ができる場合には睫毛を切ったり，抜去します．TS-1®ほど報告数はありませんが，**角膜上皮障害**を起こします．重症例では角膜穿孔の報告もあります．休薬が必要ですが，角膜を保護する点眼（ヒアルロン酸点眼など）はある程度の効果があるとされています．角膜上皮細胞の増殖には上皮成長因子（EGF: epidermal growth factor）が関わっており[1]，この薬剤はEGF受容体を阻害するために角膜障害が起きます．皮膚の発疹も出ることがあるため，眼科ではヘルペスや帯状疱疹と間違いやすいともいわれています．

❸シタラビン（キロサイド®）

□白血病に対して大量投与した数日後に**角膜上皮障害，結膜炎が起きることがあり，充血，眼痛を訴えます**．涙液中に出た薬剤による副作用のため，人工涙液を点眼して涙液中の薬物濃度を低くするとともに，ステロイド点眼がこの作用を抑えるため治療プロトコールに入っていることがあります．

❹パクリタキセル（タキソール®），ドセタキセル（タキソテール®，ワンタキソテール®）

□**黄斑浮腫のために視力低下，変視症**（ゆがんで見える），**小視症**が起きることがあります．また**涙道障害のために流涙**となることもあります．涙道障害は涙道チューブ留置などの処置が必要です．黄斑浮腫は休薬しないと治らないことが多いです．パクリタキセルのアルブミン懸濁型（アブラキサン®）による角膜上皮障害の報告もあります．

❺タモキシフェン（ノルバデックス®）

□長期大量使用で**黄斑浮腫，網膜のクリスタリン沈着，静脈炎，視神経炎**が起きることがあり，視力低下，変視症，色覚異常が生じます．発症までの期間は個人差が大きいとされています．休薬で副作用の進行は止ま

るのですが回復は難しいとされ，早期発見が重要です。その他，角膜症（上皮化沈着，角膜混濁），白内障が出ることがあります。

❻ シスプラチン（シスプラチン，ブリプラチン®，ランダ®）
☐ **球後視神経炎**（眼球より後部の視神経の炎症）のために**視力低下，視野障害**を起こします。発症までの期間は不明です。休薬しないと治らないことが多いようです。

❼ クリゾチニブ（ザーコリ® カプセル）
☐ **視力低下，羞明**の訴えが出ることがあります。

❽ イマチニブ（グリベック®）
☐ **眼瞼浮腫**を起こすことが多いと報告されています。薬を中止する必要はなく，ステロイド点眼，利尿薬の効果があります。黄斑浮腫の報告もあります。

❾ PD-1/PD-L1阻害薬：ニボルマブ（オプジーボ®），アテゾリズマブ（テセントリク®），ペムブロリズマブ（キイトルーダ®）
☐ ぶどう膜炎の報告があります。

❿ トラスツズマブエムタンシン（遺伝子組換え）（カドサイラ®）
☐ 角膜上皮障害の報告があります。

⓫ イピリムマブ（ヤーボイ®）
☐ ぶどう膜炎が出ることがあります。

☐ このような抗がん剤の副作用について静岡県立静岡がんセンターが患者への説明としてまとめたページがあります。冊子のダウンロードもできます（https://www.scchr.jp/book/manabi2/manabi-body7.html）。

2．GVHDによる重症ドライアイ

▶▶▶ GVHDには重症ドライアイの合併が多い。

☐ 移植片対宿主病（GVHD: graft versus host disease）とはドナーの臓器がレシピエント側の臓器を攻撃するようになる状態です。**他家造血幹細胞移植後の半数以上に重症ドライアイが起き**，これは慢性GVHDの症状と考えられています。ドライアイの症状としては自己免疫疾患であるSjögren症候群と同じで，角膜・結膜上の傷（図5-3），涙腺破壊による

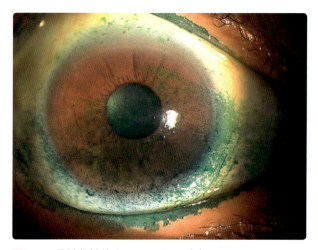

図5-3　骨髄移植後GVHDによる重症ドライアイ
角膜から結膜にかけて上皮障害が起きている部分がリサミングリーン染色により緑に染まっている（吉野眼科クリニック吉野健一先生ご提供）。

　涙液分泌低下がみられ，**目の乾き，痛み，視力低下，羞明**などの訴えがあり，日常生活に影響します。治療はSjögren症候群と同じです。**重症ドライアイであるためヒアルロン酸点眼だけでは軽快しないことも多く，眼科での診療を勧めてください**[2,3]。

3. 薬剤性眼瞼けいれん

▶▶▶向精神薬で眼瞼けいれんを起こすことがある。

□眼瞼けいれんは眼の不定愁訴で眼科を受診することが多く，ドライアイとして加療されていることも多い疾患です。実際ドライアイとの合併も多いのですが，まぶしい，眼が乾く，ゴロゴロするという訴えのほか，**人やモノにぶつかる，車や自転車の運転が苦手になった，手を使わないと開瞼できない**，というドライアイでは通常あまりみられない訴えがあります。表5-1に挙げた瞬目負荷テスト[4]同様のものがグラクソ・スミスクライン社ボトックス®のサイトよりダウンロード可能で説明に役立ちます。眼瞼けいれんと診断がつくとボツリヌス（ボトックス®）注射の対象となります。ボツリヌス注射は講習を受けた医師のみが行える，患

表5-1 瞬目負荷テスト

軽瞬（眉毛を動かさずに歯切れのよいまばたきをゆっくりする）	0点	できた
	1点	眉毛が動き，強いまばたきしかできない
	2点	ゆっくりしたまばたきはできず，細かく速くなってしまう
	3点	まばたきそのものができずに目をつぶってしまう
速瞬（できるだけ速いまばたきを10秒間する）	0点	できた
	1点	途中でつかえたりするが，だいたいできた
	2点	リズムが乱れたり，強いまばたきが混じる
	3点	速く軽いまばたきそのものができない
強瞬（強く眼を閉じ，すばやく眼を開ける動作を10回してみる）	0点	できた
	1点	すばやく開けられないことが1，2回あった
	2点	開ける動作がゆっくりしかできなかった
	3点	開けること自体が困難か，10回連続できなかった

合計が0点：正常，1〜2点：軽症眼瞼けいれん，3〜5点：中等度眼瞼けいれん，6〜9点：重症眼瞼けいれん
（若倉雅登：本態性眼瞼痙攣の治療評価のための自覚，他覚的検査．神経眼科18：157-163，2001より筆者作成）

者登録制度のある治療法です。国際的にはJankovic分類と呼ばれる眼瞼けいれんの重症度および頻度スコアが知られていますが，**診察室でけいれんを誘発するには瞬目負荷テスト（表5-1）が役立ちます。**

☐ 原因不明のことも多い眼瞼けいれんですが，薬剤性の場合もあります。ベンゾジアゼピン系薬剤のクロナゼパム（リボトリール®など），エチゾラム（デパス®など）がよく知られていますが，日本ではこのほかトリヘキシフェニジル（アーテン®など），ジアゼパム（セルシン®，ホリゾン®など）が多く報告されています[5]。長期にわたる服用が原因となることもあれば，増量や種類の変更がきっかけとなることもあります。減薬休薬が可能かどうか主治医と相談が必要です。

☐ なお**「まぶたがピクピクする」という症状は「眼瞼ミオキミア」であることが多く，「眼瞼けいれん」ではありません。**眼瞼けいれんは眼輪筋の過度な収縮によって眼が開けにくくなるという両眼の局所ジストニア（筋肉が不随意に収縮したままになり，自分の意思に反して同じ動作を

繰り返したり，姿勢の異常が続いてしまうこと）です。ミオキミアは片眼性の筋線維束れん縮によるもので，疲労やストレスなどで誰にでも起きるものです。ミオキミアであると思っていたけいれんが，頬，口角，下あごに広がってくると片側顔面けいれんのこともありますが，まぶただけに起きている場合は心配ありません。長くても数か月で消失します。眼瞼けいれんも片側顔面けいれんも重症例は非常に特徴がある症状なので，診察経験がなければ動画で見ておくとよいでしょう。

□ 精神科，心療内科で処方される内服薬のなかには，ピントを合わせる調節力を低下させるもの，ドライアイを起こすものがあります。減薬休薬は難しい場合も多いのですが，眼の不調を訴えるようでしたら一度眼科受診を勧めてください。

4. 中毒性視神経症

▶▶▶ 結核治療中はこの副作用に注意。

□ ほとんどの場合**両眼性の中心暗点で発症**します。進行すると視神経萎縮が生じるため眼底写真などで簡単に診断できますが，**初期にみつけるためには視野検査やフリッカーテスト**などが有用です。簡易フリッカー計は5万円程度なので，眼科にコンサルトしにくい施設で結核治療をすることが多いようなら購入してもよいのではと思います。

□ 結核の治療薬エタンブトール（エサンブトール®，エブトール®）中毒はよく知られています。発症は用量依存性とされ，また長期服用で発症しやすいといわれています。中心暗点以外に耳側半盲などの視野障害，そして色覚異常がみられることもあります。発症は1%未満のようです。

□ そのほか視神経に異常が出ると報告されている薬剤は，クロラムフェニコール（クロロマイセチン®，クロマイ®など），イソニアジド（イスコチン®，ヒドラなど），ジスルフィラム（ノックビン®），シスプラチン（シスプラチン，ブリプラチン®，ランダ®），タモキシフェン（ノルバデックス®），アミオダロン（アンカロン®）などです。アミオダロンは角膜色素沈着の副作用も有名です。

□ 薬剤以外ではシンナー，有機リン（農薬），メチルアルコールなどで視神経に障害が出ます。

5. インターフェロン網膜症

▶▶▶インターフェロン投与中は定期的な眼底検査が必要。

☐インターフェロン投与により**網膜出血や軟性白斑**が出ることがあり，インターフェロン網膜症と呼ばれています。投与後2週間から6か月後，多くは3か月以内に起こります。原因ははっきりとはわかっていませんが，**網膜虚血**による変化です。視機能は良好なことが多く，インターフェロン投与を続けていても自然に消えていくことがほとんどです。

☐糖尿病や高血圧などの基礎疾患がある場合には網膜毛細血管の閉塞が不可逆性になり，増殖変化を起こすこともあります。**インターフェロン投与中は定期的な眼底検査が必要**です。

6. 急性近視，閉塞隅角緑内障を起こす可能性のある内服薬

▶▶▶成人で突然近視が進行した場合，薬の副作用が原因のこともある。

☐薬によりアレルギー反応，血管透過性亢進が起こり，毛様体異常による水晶体厚増加および前方移動が起きるために近視化，狭隅角化するとされています。外傷や硝子体術後，網膜光凝固術後，ぶどう膜炎でも起きることがありますが，その場合には眼科で経過をみているので病態が把握できます。内科で処方された薬で何らかの眼症状が起きた場合は最近内服を始めた薬剤の確認が必要となります。

☐閉塞隅角緑内障に禁忌とされている抗コリン薬は散瞳により隅角を閉塞させますが，近視化を起こす薬では散瞳は起きず，開放隅角であった眼でも隅角が狭くなり眼圧が上昇する可能性があります。

☐近視化，狭隅角化の報告のある薬剤を表5-2に示しました。

7. その他

▶▶▶排尿障害治療薬を使っていると，白内障手術が難しくなることがある。

〈知っておいたほうがよいその他の薬や症状〉

❶アマンタジン(シンメトレル®など)

☐角膜上皮浮腫の副作用が報告されています。長期に飲んでいた場合，角膜内皮細胞が減少することもあるそうです。

表5-2 近視化，狭隅角化の報告のある主な薬剤

利尿降圧薬	ヒドロクロロチアジド(ヒドロクロロチアジド)，インダパミド(ナトリックス®，テナキシル®)
抗菌薬	スルファメトキサゾール・トリメトプリム合剤(バクタ®，バクトラミン®など)
炭酸脱水酵素阻害薬	アセタゾラミド(ダイアモックス®)
抗てんかん薬	カルバマゼピン(テグレトール®など)，エトスクシミド(エピレオプチマル®，ザロンチン®)
パーキンソン症候群治療薬	ブロモクリプチン(パーロデル®など)
鎮痛・抗炎症薬	アスピリン(アスピリン，バファリン®など)，コデイン(コデインリン酸塩)
抗がん剤・免疫抑制薬	シクロホスファミド(エンドキサン®)

❷ 術中虹彩緊張低下症候群

□ **白内障の術中に虹彩のコントロールがつかなくなり非常に手術が難しくなってしまう症候群**です。αブロッカーが瞳孔散大筋をブロックすることで起きるとされ，**排尿障害治療薬**の報告が多くあります。タムスロシン塩酸塩(ハルナール®)，ナフトピジル(フリバス®など)，シロドシン(ユリーフ®)，プラゾシン塩酸塩(ミニプレス®)，などです。降圧薬のブナゾシン塩酸塩(デタントール®)，ドキサゾシンメシル酸塩(カルデナリン®)，ウラピジル(エブランチル®)，抗精神病薬のリスペリドン(リスパダール®，リスパダール®コンスタ)，パリペリドン(インヴェガ®)による報告もあります。

□ 休薬しても起きることがあるのですが，これらの薬剤の服用がわかっていれば術中対処の方法を考えて手術の準備をします。また排尿障害治療薬の内服を始める年代は白内障手術を受ける年代と同じです。白内障手術が予定されているのであればその手術が終わってから排尿障害治療薬内服を始めるということも考慮できそうです。

❸ Stevens-Johnson症候群(皮膚粘膜眼症候群)

□ 高熱とともに紅斑，水疱，びらんが全身の皮膚粘膜に起きる症候群で，

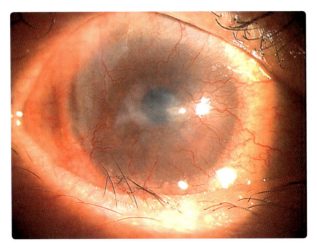

図5-4 Stevens-Johnson症候群
第1章で提示した角膜化学外傷(p9)と病態は同じで、角膜輪部障害により結膜侵入が起きている。重度の睫毛乱生、結膜嚢短縮も起きる（吉野眼科クリニック吉野健一先生ご提供）。

眼には症状がおさまったあとも角膜の結膜化（図5-4）、重症の場合皮膚化が起き、治療が非常に難しい状態となります。薬剤によるものがよく知られています。報告として多いのは、解熱鎮痛薬、抗てんかん薬、抗菌薬、市販の総合感冒薬などですが、どんなものでも原因薬剤となる可能性があります。発症は100万〜200万人に1人と多くありませんが、もし主治医となった場合には眼科にも相談してください。**Stevens-Johnson症候群は初期治療で視力予後が決まる**と報告されています[6,7]。

❹ βブロッカー点眼薬による全身副作用

緑内障治療の第1選択肢はプロスタグランジン製剤の点眼になりましたが、第2選択肢としてβブロッカー点眼薬を追加することも多く、また現在の緑内障治療の合剤点眼薬すべてに入っているのがβブロッカーです。当然眼科での処方時にβブロッカー点眼薬が禁忌である不整脈、喘息、心疾患の既往を確認しているのですが、患者は自分の病気を理解していないことがよくあります。おくすり手帳などでの情報共有が必要

です。

❺ ヒドロキシクロロキン（プラケニル®）

☐ SLEの治療薬です。網膜症が出ることが知られているため，投与前と投与後は一年ごと（累積投与量が200gを超える，肝腎機能障害がある，視力障害がある，高齢者の場合にはより頻回）に視力，眼圧，視野，色覚，眼底写真，OCT（光干渉断層計）の検査を行います。プロトコールがあります。

❻ ステロイド剤

☐ 全身投与，吸入では白内障や中心性漿液性網脈絡膜症，剤型問わずに眼圧上昇の副作用が見られます。

❼ ボリコナゾール（ブイフェンド®）

☐ 深在性抗真菌薬。視覚，色覚障害の副作用があり，羞明，霧視の訴えが出ることがあります。

❽ フィンゴリモド（イムセラ®，ジレニア®）

☐ 多発性硬化症の治療薬で，投与初期に黄斑浮腫が生じることが知られています。

文献

1) Zieske JD, et al: Activation of epidermal growth factor receptor during corneal epithelial migration. Invest Ophthalmol Vis Sci 41: 1346-1355, 2000 [PMID: 10798649]
2) Ogawa Y, et al: International Chronic Ocular Graft-vs-Host-Disease (GVHD) Consensus Group: proposed diagnostic criteria for chronic GVHD (Part I). Sci Rep 5; 3: 3419, 2013 [PMID: 24305504]
   ▶GVHDのドライアイ症状の診断に悩むときに参考になります。カラー写真つきで無料でダウンロードできます。
   http://www.nature.com/articles/srep03419（2019年2月26日閲覧）
3) Ogawa Y, et al: Dry eye after haematopoietic stem cell transplantation. Br J Ophthalmol 83: 1125-1130, 1999 [PMID: 10502571]
4) 若倉雅登：本態性眼瞼痙攣の治療評価のための自覚，他覚的検査．神経眼科18：157-163，2001
5) Wakakura M, et al: Etizolam and benzodiazepine induced blepharospasm. J Neurol Neurosurg Psychiatry 75: 506-507, 2004 [PMID: 14966178]
6) Sotozono C, et al: Diagnosis and treatment of Stevens-Johnson syndrome and toxic epidermal necrolysis with ocular complications. Ophthalmology 116: 685-690, 2009 [PMID: 19243825]

7) Araki Y, et al: Successful treatment of Stevens-Johnson syndrome with steroid pulse therapy at disease onset. Am J Ophthalmil 147: 1004-1011, 2009 [PMID: 19285657]
▶6)と7)は京都府立医大眼科からの報告です。同眼科はStevens-Johnson症候群などの難治性眼表面疾患の治療に優れた成績を出しているとともに，原因についての研究も盛んに行っています。

COLUMN

●**病態が気になります**

　歴史や小説に出てくる人の病気が何だろうと気になるのは職業柄ですよね。2012年当時，アメリカ合衆国国務長官だったヒラリー・クリントン（1947年〜）が眼鏡にプリズム膜を貼っていたのは，複視があったせいでした。普段はコンタクトレンズのようですが，複視治療のプリズムは眼鏡でしか使えないのです。

　華岡青洲（1760〜1835年）は全身麻酔薬を作ったとして有名な外科医で，有吉佐和子の小説『華岡青州の妻』を読んだ人も多いのではないでしょうか。麻酔薬の実験台となった奥様は失明するのですが，これは緑内障発作によるものと思われます。この麻酔薬は植物アルカロイドを含むチョウセンアサガオを主な材料としているため散瞳効果があります。狭隅角の眼であれば散瞳により眼圧が上がり，いわゆる「緑内障発作」になるのは本書を読んだ方ならわかりますよね。おそらく当時はこの副作用のことはよくわかっていなかったのだと思います。

　麻酔薬の話は本当にあったことですが，次のネタは浄瑠璃の世話物。『壺坂霊験記』（1879年初演）は，盲目の主人公が谷底に身を投げたあとに見えるようになったというハッピーエンドで，眼科医なら「強度近視の白内障ね」と思う話です。水晶体を取り除くと遠視化するので，通常は眼内レンズを挿入します。強度近視の場合には水晶体を取り除くだけで近視が治り正視化することがあり，眼球部を強打したことで白内障となっていた水晶体が脱臼し見えるようになったのではと推測されます。白内障の手術の始まりはこの水晶体を脱臼させて眼球内に落とす方法でした。そして今でも世界的な失明の原因は白内障が多いのです。

第2部　プライマリ・ケア

日常診療でよく出会う眼科疾患

第6章 「目やに」に抗菌点眼薬を処方してよい？

Q 目やにが出る患者の診断に迷うとき，まずは抗菌点眼薬で対応してよいでしょうか？

A 悪化することはないので，処方して構いません

> **POINT**
> - 「目やに」の原因はさまざまだが，抗菌点眼薬で「悪化」することはない
> - 点眼開始後数日で軽快しなければ眼科を受診してもらう
> - 麦粒腫そして急性霰粒腫は，ブドウ球菌に効果のある抗菌点眼薬，軟膏の使用で1週間以内に治ることが多い
> - 感染性の強い流行性角結膜炎を診断できるとよい

■ 眼脂（目やに）の診断に悩むようであれば抗菌点眼薬で対処し，治らなければ眼科にコンサルト，という対応でよいと思います．流行してしまうと困るアデノウイルスによる流行性角結膜炎の見分け方について本章第5節（p67）に詳しく述べてあります．

1.「目やにが出ます」と患者に言われたら

▶▶▶ 眼脂の診断に悩むなら，とりあえず抗菌点眼薬で対処する．

☐ 目やにの出る主な疾患を表6-1に挙げました．いわゆる「ものもらい」（麦粒腫，急性霰粒腫）は見てすぐわかる疾患なので，治療法を本章第3節（p63）で詳しく述べてあります．

☐ 表6-1にある麦粒腫，急性霰粒腫以外の疾患のうち抗菌薬点眼が効果を上げるのは細菌性結膜炎のみです．眼脂が粘液膿性であり（アレルギー性結膜炎，ウイルス性結膜炎，ドライアイの場合には漿液性），かゆみ

表6-1 眼脂（目やに）の出る主な疾患

| ・麦粒腫 | ・急性霰粒腫 | ・アレルギー性結膜炎 |
| ・細菌性結膜炎 | ・ウイルス性結膜炎 | ・ドライアイ |

の訴えはない，という症状であれば細菌性結膜炎の可能性が高いのですが，時に悩むような場合もあります。
- その場合にどうするか。もちろん眼科受診をしてもらえればよいのですが，それができない場合には抗菌点眼薬を処方してください。細菌性結膜炎ではなく，アレルギー性，ウイルス性結膜炎，ドライアイだったとしても，抗菌点眼薬で悪化することはありません。**薬の効果がある場合には，数日で軽快し，1週間くらいで治ります**ので，患者には数日でよくなる傾向がなければ眼科を受診するよう説明してください。
- 細菌性結膜炎は抗菌点眼薬の治療をしなくても約60％が自然治癒するので[1]，薬を使用しないで悪化するなら眼科受診という選択肢もあります。ただ，治療により罹患期間が短くできるのと，患者がコンタクトレンズ使用者の場合には積極的な治療が推奨されていることから，眼科医にすぐコンサルトできないようなら治療したほうがよいでしょう。
- 眼脂培養で原因菌の検出は半数程度にとどまるため[1]，細菌性結膜炎を疑う場合でも全例眼脂培養は通常行いません。しかし**新生児結膜炎，再発や治療に抵抗する場合，重症の膿性眼脂があり淋菌性結膜炎が疑われる場合には眼脂培養を施行したほうがよい**とされています。眼脂が取りやすい状態であり，重症化しそうと考えられる症例には積極的に培養を施行して眼科受診を勧めてもらえると眼科としても非常に助かります。

2. 抗菌点眼薬の使い方

▶▶▶ 細菌性結膜炎はニューキノロン系でほぼ対応できる。
- 表6-2に主な抗菌点眼薬を示しました。ニューキノロン系は抗菌スペクトルが広く，レンサ球菌にやや効果が弱いとされていましたが，第四世代は効果があります。しかし緑膿菌にはあまり効果が期待できません。セフェム系はレンサ球菌にはよく効きますが，緑膿菌には効果が弱い薬

表6-2 主な抗菌点眼薬

	一般名称(商品名®)	軟膏
ニューキノロン系第三世代	オフロキサシン(タリビッド®) レボフロキサシン(クラビット®) ノルフロキサシン(ノフロ®,バクシダール®) ロメフロキサシン(ロメフロン®) トスフロキサシン(オゼックス®,トスフロ®)	○
ニューキノロン系第四世代	ガチフロキサシン(ガチフロ®) モキシフロキサシン(ベガモックス®)	
セフェム系	セフメノキシム(ベストロン®)	
アミノグリコシド系	トブラマイシン(トブラシン®) ジベカシン(パニマイシン®)	
マクロライド系 ＋ポリペプチド系	エリスロマイシン＋コリスチン(エコリシン®)＊	○

＊エコリシン®点眼は製造中止,軟膏のみ

です。一方アミノグリコシド系は緑膿菌にはよく効きますが,レンサ球菌には効きません。マクロライド系はレンサ球菌にはよく効きますが,他の菌種に対しては効果が弱いことがあります。

□細菌性結膜炎は成人には少なく,ほとんどが子どもと高齢者にみられるものです。その**起因菌は,子どもでは鼻咽頭に常在するインフルエンザ菌,肺炎球菌で,高齢者ではブドウ球菌とレンサ球菌**が主です。緑膿菌は重篤な角膜感染症を起こしますが,結膜炎の原因菌になることはまずないので,**通常の結膜炎治療にはニューキノロン系とセフェム系で対処できます。**

□よく処方されるニューキノロン系第三世代のオフロキサシン(タリビッド®)点眼,レボフロキサシン(クラビット®)点眼は上記結膜炎の起因菌すべてに効果があるので,プライマリ・ケアのドクターが処方する場合にはこの2つのうちのどちらかを選んでもらってよいと思います。どの薬局・施設にもどちらかは必ずあるはずです。ベストロン®点眼も効果がありますが,溶解する点眼薬で溶解後の使用期限が7日であり,やや使いにくいかもしれません(高齢者は自分で溶解できないことがあります)。施設によっては常備していないこともあります。

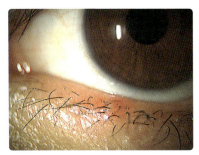
図6-1　外麦粒腫
膿点が見えている。

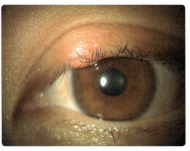
図6-2　急性霰粒腫
麦粒腫のようにみえるがマイボーム腺が閉塞した腫瘤を触れる。

□コンタクトレンズ使用中に急激に悪化する細菌感染症は緑膿菌が起因菌であることが多いのですが，緑膿菌に効果があるアミノグリコシド系は時に角膜障害を起こすので，内科で処方するならまずは広域抗菌点眼薬でよいと思います。そしてその後はすぐに眼科を受診してもらってください。第1章で症例写真を載せていますが(図1-9，p15参照)，角膜穿孔するまでかなり急激に病態が進行することがあります。

3.「ものもらい」の治療

▶▶▶「ものもらい」はブドウ球菌が原因。

□麦粒腫(図6-1)，急性霰粒腫(図6-2)はいわゆる「ものもらい」です。正確にいうと，内麦粒腫はマイボーム腺の感染，外麦粒腫はツァイス腺やモル腺の感染，霰粒腫はマイボーム腺が閉塞し肉芽になったもので，そこに感染を起こすと急性霰粒腫となります。時に急性霰粒腫と麦粒腫は区別が難しいこともありますが，まず炎症をおさえるために抗菌薬治療をするのはどちらも同じですので，鑑別診断は気にしないでよいと思います。いずれも**ほとんどがブドウ球菌の感染**が原因です。

□**麦粒腫そして急性霰粒腫は，ブドウ球菌に効果のある抗菌点眼薬，軟膏の使用でほとんどは1週間以内に治ります**。眼瞼の腫れがひどい場合には内服も追加しますが，基本は局所療法です。抗菌点眼薬，軟膏は「麦粒腫」「霰粒腫」「結膜炎」のいずれかの病名で保険が通りますが，内服

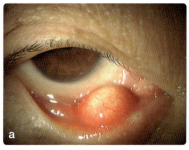
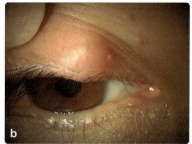
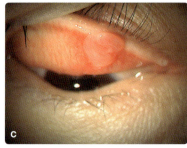

図6-3　霰粒腫
a：消炎後に霰粒腫と診断がついた症例。これくらい膿が結膜下にあると穿刺排膿しやすい。
b：下を見てもらうと目立つ上眼瞼の腫瘤で他に症状はない。
c：有茎の霰粒腫

は保険適用が限られていることもあるので確認してください。
□ 例えばレボフロキサシン（クラビット®）内服は麦粒腫の適応はあっても霰粒腫の適応がありません。
□ **膿点がわかるときは穿刺して排膿**しても構いませんが，霰粒腫であるときは膿のように見えるものが肉芽である可能性があり，その場合排出しないこともあり深追いしないほうがよいと思います。図6-3-aのように膿が結膜下に膨隆していれば，点眼麻酔後の穿刺でかなりの排膿がみられます。
□ **感染を起こしていない霰粒腫（図6-3-b）には抗菌薬は効果がなく，治療は切開やステロイド使用**となるので，これは眼科に任せてください。霰粒腫切開は手術用顕微鏡がなくても可能ですが，患者は術後に腫瘤がすべてなくなると期待するものの，実際は小さくなる程度に終わることもあり満足してもらえないことがあります。血管が多い場所であるため帰宅後に出血が止まらなくなることもあります（止血方法は第2章，p24参照）。眼科医が近隣にいない状況で日常的に切開する必要がある場合は，

第6章 「目やに」に抗菌点眼薬を処方してよい？

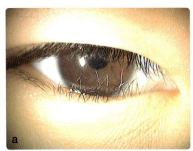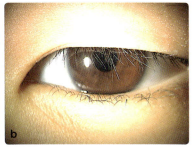

図6-4　下眼瞼内反のある右眼(a)と同じ患者の内反のない左眼(b)

一度眼科医に方法をよく聞いてから行うことをおすすめします。ステロイドの懸濁液を注射する方法もあります。感染を起こしているときに切開しないのは麦粒腫である可能性があるからです。抗菌薬により炎症がおさまって初めて鑑別がつくことも多いのです。図6-3-cは有茎の霰粒腫です。子どもによくみられ，自然脱落を待っても問題ありません。また，高齢者の繰り返す霰粒腫は悪性のこともあると頭の片隅に入れておいてください。

□なお患者は「ものもらい」はうつるもの，と思っていることが多いので，「うつるものではありません」と言ってあげると親切です。内眼角部分の腫脹，発赤，痛みは涙嚢炎のこともあります。抗菌薬点眼，内服で治らない場合に眼科に相談する，という姿勢でよいでしょう。眼科にて皮膚側から穿刺，排膿します。

4. 非感染性の眼脂

▶▶▶眼瞼内反，睫毛内反による眼脂はヒアルロン酸点眼で対処する。

□眼脂が出る疾患のうち感染が原因ではなく，診断も肉眼で可能と思われるのは眼瞼内反です（図6-4）。乳幼児，高齢者に多く（図6-5），睫毛が眼球表面に触れて角膜，結膜に傷ができやすくなるため眼脂が出ます。これは抗菌薬ではなく，ヒアルロン酸点眼のほうがおすすめです。その際0.3％ではベタベタするという訴えが出たら0.1％を使ってください。保険病名は点状表層角膜症や乾燥性角結膜炎で通ります。**眼瞼内反は成**

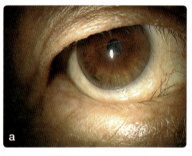 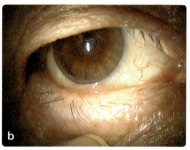

図6-5　加齢による下眼瞼内反
a：眼瞼が中に巻き込まれるように内反している。
b：aの下眼瞼を外反させると本来の眼瞼縁と睫毛が出てくる。

人で気になる場合には，そして幼児は就学の時点でも症状が強いなら，手術を勧めます。
□数本の睫毛乱生では眼脂は出ないことが多く，違和感や異物感の訴えになります。肉眼でわかる睫毛乱生は簡単に抜去できますが，睫毛鑷子を使わないと根元から抜けずに残ってしまい，かえって異物感の元になります（寝たきり高齢者の流涙，眼脂については第7章，p76参照）。

5. 眼科医でも判断に迷うもの

▶▶▶感染性の強い流行性角結膜炎の診断の決め手は1つではない。

□図6-6は流行性角結膜炎（EKC：epidemic keratoconjunctivitis，俗称：はやり目），図6-7はアレルギー性結膜炎です。どちらも主訴は「眼脂，異物感」でした。写真で鑑別が難しいと思いますが，これは眼科医でも時に診断に悩みます。「EKCではありません」と言い切る確実な検査法がないため，EKCが疑わしいときには患者の手洗いを励行し（もちろん診察した医師も），症状が悪化するときには再診してもらったほうがよいと思います。

□EKCを起こすアデノウイルスは非常に感染性が強く，乾いたものの表面でも1か月以上生き残ります[2]。眼科の入院患者にEKCが発症した場合，病棟閉鎖をしないと終息しないこともあります。結膜炎症状で受診

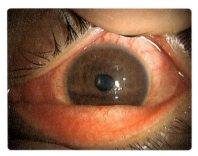
図6-6 流行性角結膜炎
角膜上皮びらんも生じている。

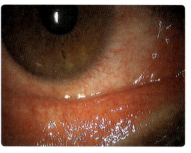
図6-7 アレルギー性結膜炎

表6-3 感染性の強いウイルス性結膜炎

病名	原因ウイルス	潜伏期間	病期	学校保健法による出席停止期間
咽頭結膜熱	アデノウイルス	7日くらい	1週間	主症状が消退した後2日を経過するまで出席停止
流行性角結膜炎	アデノウイルス	7日くらい	2〜3週間	医師が感染のおそれがないと診断するまで出席停止
急性出血性結膜炎	エンテロウイルス	24時間程度	数日	医師が感染のおそれがないと診断するまで出席停止

する患者のうち，この**ウイルス性結膜炎を診断することが学校や幼稚園などでの流行を起こさないポイント**になります。表6-3に感染性の強いウイルス性結膜炎を挙げました。ヘルペスも初感染時に結膜炎を起こしますが，うつりやすい，ということはありません。日本眼科学会のホームページにはウイルス性結膜炎の詳しい解説があり，感染対策についても記載されています[3]。

□眼脂を訴える場合，麦粒腫，霰粒腫は限局した腫脹がありすぐ診断がつき，ドライアイは急性発症しないので除外できます。細菌性結膜炎は黄

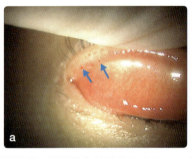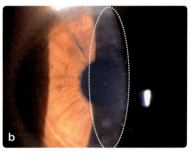

図6-8 流行性角結膜炎にみられた上眼瞼縁の出血(a)と，多発性角膜上皮下浸潤(b)
a：矢印が出血部分。
b：スリット光(点線囲み)の中にいくつもの病変が淡い混濁として見えている(吉野眼科クリニック吉野健一先生ご提供)。

色膿性眼脂が多く分泌され，結膜に濾胞を形成しない結膜炎であり，耳前リンパ節腫脹は起こしません。アデノウイルスによる咽頭結膜熱(俗称：プール熱)は風邪症状(咽頭炎，発熱)を伴うために結膜炎症状だけで眼科受診をすることは意外に少ないようです。

□一番困るのがEKCとアレルギー性結膜炎の重症例の鑑別です。どちらも漿液性眼脂を伴う濾胞性結膜炎です。**以下に挙げる症状はEKCの全例に出るものではありませんが，アレルギー性結膜炎ではみられません**。このどれかをみたらEKCと考えてもらってよいでしょう。

〈流行性角結膜炎に出る症状〉

❶耳前リンパ節腫脹
□ただしクラミジアによる結膜炎でも腫脹することはあります。

❷上眼瞼縁結膜側の点状出血(図6-8-a)
□アレルギー性結膜炎の場合，眼瞼縁ではない眼瞼結膜に点状出血がみられることはあります。

❸多発性角膜上皮下浸潤(MSI: multiple subepithelial corneal infiltrates)
□アデノウイルス感染の約4割に出る(クラミジアによる結膜炎でも出ることはあります)混濁のように見える病変(図6-8-b)。肉眼では見えにく

第6章 「目やに」に抗菌点眼薬を処方してよい？

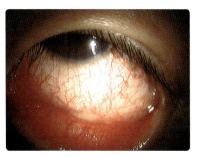

図6-9 流行性角結膜炎の下眼瞼結膜に形成された偽膜
眼脂のように白く見えている。

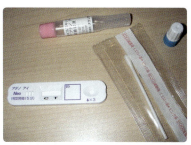

図6-10 アデノウイルス診断キット
数社から発売されている。

いかもしれませんが，これが出てくればまずEKCと診断して間違いありません。発症7日頃から出始めますが，結膜炎の重症度とは関係ありません。ウイルス抗原に対する遅延型過敏反応と考えられており，ステロイド点眼によく反応しますが，かなりの長期（数年のこともあります）にわたり病巣が残ることもあり，治療に苦労します。

❹偽膜（図6-9）

□新生児のクラミジア結膜炎で出ることがありますが，成人の場合にはEKCによるものと思ってよいでしょう。異物感が強いようなら除去します。

〈診断キット〉

□咽頭拭い液を使ったアデノウイルス診断キットの診断率は高いのですが，結膜炎の場合特異度は100％，しかし感度はせいぜい80％程度にとどまります。発病から3日以降は検出率が下がり，ウイルスの型によっても検出率は低くなります。そのため，**EKCが疑わしい症例で診断キットが陰性であっても，感染性のない結膜炎であるとは言い切れな**いのです。症状からEKCが強く疑われ，学校や仕事を休まなくてはならないときの診断には役立ちます。

□アデノウイルスの診断キット（図6-10）用に検体採取をする際，必要なウイルスを得るには結膜をしっかりと綿棒でこする必要があります。眼脂

で感染していく結膜炎なのですが，眼脂を採取しても診断に必要なウイルス数が得られないようです。ウイルス検査のために擦過するとEKCの場合は出血しやすい点も診断の目安になります。なお，擦過は痛みを伴うので，点眼麻酔をして行います。最近擦過をしなくてよい，涙液で判定できるキットが発売されました。
☐ アレルギー性結膜炎迅速診断検査キット（アレルウォッチ®涙液IgE，第8章，p88参照）という涙液中のIgEを調べることができるキットも同時に施行すると診断に役立ちますが，アレルギー性結膜炎の症状があるとき（花粉症のシーズン中など）にEKCになってしまうと涙液中にIgEが出ていてもEKCのことがあるので，確定診断には使えません。
☐ 眼脂が採取できるのであれば塗抹標本が役立ちます。ディフ・クイック®染色を使うと1分で結果を確認することができます。あまり検鏡に慣れていなくても，炎症細胞がリンパ球優位であるのがわかるだけでウイルス性結膜炎と診断できます。

〈流行性角結膜炎の治療〉

☐ ウイルス感染であるため基本は自然治癒を待つ，と言いたいところであり，文献1）でも人工涙液か抗ヒスタミン薬の点眼を使うくらい，そして冷やす，としています。しかし「単なる結膜炎とは思えない。何か他の病気ではないか」と患者が疑うようなかなりつらい症状（充血，眼脂はもちろん，異物感，痛み，羞明など）が出ます。これで薬を処方しなかったり，人工涙液や抗ヒスタミン薬の処方をすると，不信感いっぱいの患者はすぐに次の医療機関を受診してしまいます。そのため，なぜ点眼を処方しないのか，また，点眼について記しておきます。

❶抗菌点眼薬

☐ 乳幼児では細菌との混合感染を起こし重症化する報告があり[4]，また，角膜上皮びらんが生じると感染の危険性があります。そのため日本では抗菌点眼薬を予防投与することが多いのですが，海外では予防投与は一般的ではありません。

❷ステロイド点眼

☐ ステロイド点眼はアデノウイルスを活性化させるという報告[5]がありま

す。またEKCと診断されていた症例のなかにヘルペスによる結膜炎が混じっていることがあり，この場合にはステロイド点眼で症状が悪化します。そのためEKC全例にステロイド点眼処方はしないのですが，偽膜ができる場合には消炎のため，またMSIには効果的ですので，これらの症状が出れば処方します。

☐このように考えると，**内科ではNSAIDs点眼**（第13章，p126参照）**を出して症状が悪化すれば眼科受診してもらうくらいがよいかも**しれません。その際どの点眼薬を使っても自覚症状の改善や治癒するまでの期間を短くすることはできないこと，治癒までは2〜3週間かかること，なぜ抗菌点眼薬やステロイド点眼を最初から処方しないのか，ということを説明すると納得してもらいやすいでしょう。

6. 眼科へ紹介したほうがよい結膜炎

▶▶▶急性悪化あるいは慢性化する結膜炎は眼科へ。

☐**結膜炎症状が急性悪化する場合，抗菌薬点眼をしても治らない場合は眼科へ紹介してください。眼脂があり急性悪化するのは，緑膿菌と淋菌による感染**がよく知られています。緑膿菌はコンタクトレンズ使用中に感染を起こすことが多く角膜穿孔を起こすことがあります（第1章，p15参照）。ただし緑膿菌は結膜には感染せず，角膜への感染，それもほとんどが日和見感染です。

☐淋菌性結膜炎はクリーム状の大量の眼脂がみられ，これもまた角膜穿孔を起こすことがあり，**失明する唯一の結膜炎**といわれています。通常角膜は上皮が正常であれば感染に非常に強いのですが，淋菌だけは健常な角膜上皮に感染できます。性行為感染症に伴うもので，感染から数日で発症します。**急性悪化する大量の眼脂，眼瞼腫脹，視力低下がある場合には，できれば眼脂の培養を行ったうえ，早急に眼科受診**をさせてください。塗抹でグラム陰性双球菌がみられればまず間違いありません。最近はキノロン耐性の淋菌もあり，非常に治療に苦労することがあります。点眼の局所療法だけでは治癒せず，全身投与が必要です。

☐治療になかなか反応せず，長引く結膜炎は，クラミジアによるものだっ

たり，涙小管炎，そして耐性菌によるものも考えられます。

〈成人のクラミジア結膜炎〉

□ MSIが出たり，耳前リンパ節が腫脹することがあり，**最初にEKCと診断されていることも多く，なかなか治らないと患者が自分で転院してくることも**あります。特徴ある巨大な結膜濾胞があることより診断はつけやすいのですが，治療が長期にわたること，また結膜炎だけということはなく性行為感染症としての治療も必要なため，確定診断をつけたほうが納得してもらえます。確定診断は結膜拭い液にクラミジアがいることを蛍光抗体法やPCRで証明します。すでに他科でクラミジアの診断がついている患者が巨大結膜濾胞のある結膜炎で受診した場合には，結膜のクラミジア検査は不要です。眼科でまず診断がついて，それから泌尿器科，婦人科に行ってもらうこともよくあります。

□ 治療は眼軟膏（エコリシン®，タリビッド®）を1日5回，1か月以上継続，あるいは同薬剤の点眼を1時間に1回続ける，という長い治療が日本では通例ですが，海外では内服治療だけ行うとされています。

〈涙小管炎〉

□ 慢性結膜炎とされているもののなかに涙小管炎があります。**放線菌による結石が涙小管内にできるため，これを除去しないと治らない**ことがほとんどです。慣れている眼科医は，涙点の形状を見ただけでこの疾患を診断できます。

〈慢性涙嚢炎〉

□ 抗菌点眼薬だけではなかなか治りにくいため，涙洗針で洗うことができれば洗ってください。涙嚢部を圧迫するだけでもある程度排膿できます。ただし急性悪化することがありますので，根本的な治療は眼科で，となります。

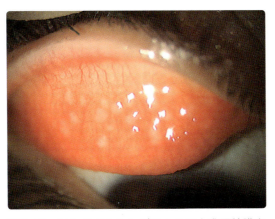

図6-11 コンタクトレンズによる巨大乳頭結膜炎
巨大乳頭が辺縁不鮮明な白い凸病変として多数見えている。

7. コンタクトレンズ使用者は要注意

▶▶▶コンタクトレンズによるトラブルは時に角膜穿孔することも。

□コンタクトレンズによる重症角膜感染症は**緑膿菌**と**アメーバ**によるものです[6]。緑膿菌は進行が速く，角膜穿孔することもあるので（第1章，p15参照），**コンタクトレンズ装用者に眼脂がある場合には，積極的な抗菌点眼薬の治療が勧められています**。アメーバは角膜に感染すると重症化しますが，眼脂は出ることはまずなく，痛みを訴えて眼科を受診することが多いので，プライマリ・ケア医が診ることはないと思います。コンタクトレンズ装用者で痛みがあり救急外来を受診するのは，ケア用品を中和しないで使ってしまった，レンズをつけたまま寝てしまった，という方でしょう（第4章，p41参照）。

□コンタクトレンズ装用者の急性発症ではない眼脂は巨大乳頭結膜炎（GPC: giant papillary conjunctivitis）であることもあります（図6-11）。これはレンズを異物として認識，あるいはレンズについた汚れにより発症するアレルギー性結膜炎です。かゆみの訴えはそれほど強くないことが多く，眼脂，充血，異物感，レンズがずれやすくなった，汚れやすくなった，という訴えで受診し，上眼瞼を翻転すると診断はすぐにつきます。時に義眼や手術用縫合糸でも起きることがあります。治療はレンズ

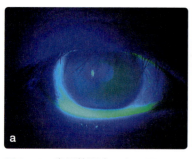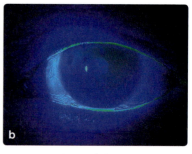

図6-12 鼻涙管閉塞のある眼のフルオレセイン染色後(**a**)とその僚眼(**b**)
a：涙液メニスカスが高い。
b：涙液メニスカスは正常かやや低め。

装用中止，ステロイド点眼の処方です。同じ種類のコンタクトレンズでは再発しますので，変更が必要です。

8. 子どもの「目やに」

▶▶▶ ほとんどが抗菌点眼薬で対応できるが，生下時より続く場合は先天性鼻涙管閉鎖のことも。

□乳幼児の眼脂は細菌性結膜炎のときにみられ，また，単純ヘルペスの初感染のときも結膜炎症状となります（第12章，p115参照）。風邪症状に伴う結膜炎も，粘液膿性の眼脂があれば細菌性として抗菌点眼薬の治療をします。ただ，鼻炎症状で眼脂がなく流涙だけの場合には，積極的に治療しなくてもそのうち治ります。

□**生下時より続く流涙，眼脂は先天性鼻涙管閉鎖の可能性大**です。ほとんどが鼻腔に通じる部分の膜状閉鎖のためブジー（鼻涙管開放術）で開通できます。成長に伴い自然開通することも多いため，どの時点でブジーを行うかは眼科医の間でも意見が分かれています。生後1年になると全身麻酔なしでのブジーがかなり難しくなるため，6か月くらいで行うことが多いのですが，実際に加療する眼科での判断になります。

□診断は生理食塩液が通水するかどうかで判定しますが，プライマリ・ケアで乳児に涙洗針を使って涙洗を行うのは無理だと思います。簡単な方法はフルオレセイン染色（染色方法は第9章，p93を参照）を行ったあと15

分後に，色素が残っているか，左右差があるかを見る方法です．図6-12は成人の染色後のものですが，同一症例の左右眼です．涙道のどこかに閉塞があると，このように片眼だけ涙液メニスカスが高いままです．

文献

1) Azari AA, et al: Conjunctivitis: a systematic review of diagnosis and treatment. JAMA 310: 1721-1729, 2013 [PMID: 24150468]
   ▶細菌性結膜炎に限らず，他の結膜炎についても書かれているレビューです．多少日本と薬の使い方が異なりますが，非常に読みやすくまとめられています．無料ダウンロードできますので一読をおすすめします．
   http://www.ncbi.nlm.nih.gov/pmc/articles/PMC4049531/（2019年2月26日閲覧）
2) Gordon YJ, et al: Prolonged recovery of desiccated adenoviral serotypes 5, 8, and 19 from plastic and metal surfaces in vitro. Ophthalmology 100: 1835-1839, 1993 [PMID: 8259283]
3) ウイルス性結膜炎ガイドライン．日本眼科学会雑誌107：2-35，2003
   ▶以下よりダウンロードできます．院内感染対策は一度目を通されておくとよいかと思います．
   http://www.nichigan.or.jp/member/guideline/conjunctivitis.jsp（2019年2月26日閲覧）
4) Kim JH, et al: Outbreak of gram-positive bacterial keratitis associated with epidemic keratoconjunctivitis in neonates and infants. EYE 23: 1059-1065, 2009 [PMID: 18670461]
5) Romanowski EG, et al: Topical corticosteroids of limited potency promote adenovirus replication in the Ad5/NZW rabbit ocular model. Cornea 21: 289-291, 2002 [PMID: 11917178]
6) 宇野敏彦，他：重症コンタクトレンズ関連角膜感染症全国調査．日本眼科学会雑誌 115：107-115，2011

COLUMN

●点眼しますね

　患者さんに点眼するときにどうして口を開ける人がいるのかなあ，と思っていたら，口を開けたほうが頭を後屈しやすいからのようです．私がよく参加している角膜カンファランスという学会で「角膜ナイトスクープ」というコーナーがあり（関西の方なら元ネタがわかりますよね），眼科医からの（くだらない）質問を回答者が真面目に調べる，というのにこのテーマを出したところ，X線検査までしてくれて判明した事実でした．

第7章　寝たきり高齢者の眼科治療

Q 眼科で処方されていた点眼薬は続けてよい？
A 抗菌点眼薬以外は特にトラブルが起きていなければ続けて構いません

> **POINT**
> ・続けたほうがよい点眼は緑内障治療薬
> ・続ける必要性がない点眼は抗菌薬
> ・感染徴候のない眼脂は洗眼だけでも対処できることあり

■在宅や施設入所中の患者がこれまで眼科で処方されていた点眼薬を希望した場合，眼科の診察を受けることなく継続してよいか迷うこともあるでしょう．眼科医は往診しないと思われていることも多いのですが，最近は往診も多くなっています．近隣に眼科があるようでしたら，まずは相談してみてください．この章では眼科医が診察することが難しい場合を想定しています．

1. その目薬，続けますか？

▶▶▶続けたほうがよいのは緑内障治療点眼薬

〈ピレノキシン点眼，ヒアルロン酸点眼〉

□白内障の進行予防薬であるピレノキシン点眼（カリーユニ®，カタリン®など）やヒアルロン酸点眼（ヒアレイン®，ティアバランス®，ヒアロンサン®など）は，使っていて調子がよいのであれば継続していて構いません．異物感や乾燥感が軽減するならヒアルロン酸点眼の効果が出ているということですので，使っていたほうがよいでしょう．ただ**特に症状がないのであれば，無理に継続する必要はまったくありません**．ピレノキシン点眼を中止しても白内障が急激に悪化することはないので大丈夫です．認知症がある場合点眼を嫌がることもあり，そうしたときに押さ

えつけてまで点眼する薬ではありません。

〈ε-アミノカプロン酸による接触皮膚炎〉
□ピレノキシン点眼やヒアルロン酸点眼は大きな副作用がみられない点眼薬ですが，時にε-アミノカプロン酸による副作用をみかけます。ε-アミノカプロン酸は点眼液に緩衝剤として加えられていることがあり，これにより接触皮膚炎を起こす場合があります。ピレノキシン点眼やヒアルロン酸点眼は数社から発売されていますが，ε-アミノカプロン酸を含むものと含まないものがあります。接触皮膚炎発症まで1週間程度の場合から数年かかるということもあり，皮膚炎の原因として疑いにくいときもありますが，**眼瞼に「ただれ」を見た場合には使っている点眼薬を中止してみる必要があります**。後発品は防腐剤や緩衝剤の添加物が異なり，時にその添加物による副作用が起きることがあるため，患者がどの薬を使っているのかを把握する必要があります。添加物により，点眼の「さし心地」が異なる，ということも患者から言われます。一般名での処方が多くなっている現在，外来診療の場合どの後発品を使っているのか不明になりがちですので，「おくすり手帳」などで確認するようにします。余談ですが，このε-アミノカプロン酸は化粧品などの医薬部外品にも入っています。記載義務がないため副作用に気づきにくいことがあります。

〈緑内障治療点眼薬〉
□**以前より処方されている緑内障治療点眼薬は続けることをおすすめします。緑内障は視神経障害が進行していく病気ですので，その進行を遅らせる点眼治療は必要**だからです。緑内障の点眼治療はまず眼圧を下降できるかで治療効果を判断され，その後眼底所見，視野検査などで進行抑制に効果があるか経過をみていくのですが，眼科に通院できない場合，ほとんどの検査ができなくなります。眼科医が往診する場合でもポータブル視野計まで揃えている施設はほとんどなく，持ち運びのできる眼圧計をもっているところも多くありません。ただ，すでに緑内障と診断され点眼治療が始まってある程度の日時が経っている場合(そういった患

者から相談を受けると思われます）には，効果があると判断された点眼薬が処方されているわけなので，点眼治療はそのまま続けてもらってよいでしょう．長期にわたる治療効果の判定は難しいが，その病気の性質を考えると点眼治療をしたほうがよい，というのが患者や家族への説明になります．
□ 緑内障治療点眼薬は1日1回のものが多く使われていますが，この回数でも眼表面に傷を作ることがあります．点眼を続けている際の異物感，充血，そして眼瞼皮膚の炎症をみた場合には点眼の種類変更が必要なことがあります．この場合には（往診できなくても）眼科医にコンサルトしてください．少なくとも次に使う薬のアドバイスはできます．

〈抗菌点眼薬〉
□ **抗菌点眼薬を続ける必要はまったくありません**．急性の炎症では長くても数週間で治療は終了しますし，感染症で長く抗菌点眼薬・軟膏を使うのはクラミジアによる結膜炎くらいです．白内障の術後も抗菌点眼薬を使うのは大体1か月です．抗菌点眼薬を使うと「目がさっぱりする」からと処方を希望し，何年にもわたり同じ抗菌点眼薬を処方されている患者もみかけますが，長期の抗菌薬使用は耐性菌を作るだけなのは点眼でも同じです．

2．涙目の治療

▶▶▶ 流涙だけで感染徴候がなければ洗うだけでも対処できることもある．

□ 流涙の原因はさまざまです．眼脂，充血を伴えば結膜炎（時に慢性涙囊炎，涙小管炎）を，痛みがあるなら急性涙囊炎，角膜疾患（角膜の傷，異物など），虹彩炎を考えます．流涙の症状だけの場合には，涙道閉塞の他，睫毛内反，睫毛乱生，眼瞼の異常（内反，外反，閉瞼不全），結膜弛緩（第4章，p40参照）などが考えられます．時に鼻炎が流涙を起こしていることもあります．寝たきりの患者の場合，その体位が原因で涙目，眼脂になることもあります．涙は耳側にある涙腺で作られ，瞬目により眼の表面を洗い流し，涙点から鼻に流れていきます（図5-2，p47参照）．加齢とともに涙の分泌は減り，また涙点のポンプ作用も悪くなり，涙に

よる洗浄能力は落ちていきます。寝たきりになるとこの洗浄能力が低下するのか，またそのことにより涙目になったり眼脂が出るのか，詳細は不明です。

☐ 涙道が閉塞しているかは第9章（p93）で説明するフルオレセイン染色による方法（診断方法は第6章の先天性鼻涙管閉鎖，p74を参照）でわかります。眼科医は涙洗でも確認します。涙洗は涙洗針を涙点に入れて生理食塩水で洗浄する方法で，プライマリ・ケア医でも施行可能です。ただ，涙洗で通水が確認できても流涙の訴えがある機能性流涙もあり，眼科以外での診断は染色で確認すれば十分でしょう。また，涙道閉塞が確認できても治療は眼科で行うことになるので，眼科医へ通いづらい場合には積極的な治療はしない，というのも1つの選択肢です。**涙により眼瞼皮膚のびらんが出てしまい痛みを伴うようであればステロイド眼軟膏**（プレドニン®眼軟膏，サンテゾーン®眼軟膏など）を治癒するまで短期間使用してください。

☐ 明らかな感染を思わせる充血，黄色〜緑色の眼脂がある場合には抗菌点眼薬を使ったほうがよいのですが，**慢性的な眼脂，涙目の場合には洗眼が適切な方法**でしょう。鼻涙管狭窄・閉鎖，結膜弛緩，また寝たきりによると思われる眼脂・涙目は，涙の洗浄能力が落ちていることによって起こります。シリンジに入れた生理食塩液で洗ってもよいですし，ご家族に行ってもらう場合はソフトサンティア®などの人工涙液の点眼が便利です（第13章，p128参照）。

☐ 抗がん剤使用中の流涙は，早めの眼科処置が必要なことがあります（第5章参照）。

3. 抗菌薬点眼の治療が必要なとき

▶▶▶ 寝たきりの方の眼脂は耐性菌による結膜炎のことあり。

☐ **通常，健常人の眼脂培養は全例行いませんが，寝たきりの方については眼脂が多い場合，行います**。耐性菌による結膜炎のことがあるからです。ただし耐性菌に限らず菌が検出されても原因菌ではないこともあるので（白内障術前の高齢者に結膜嚢培養を行い，MRSAが検出されても無症状のことはよくあります），**眼脂が多い，そして検出菌の量が多い**

場合には原因菌として治療を行います。眼表面の常在菌は黄色ブドウ球菌，表皮ブドウ球菌，コリネバクテリウム属やアクネ菌などですが，これらの菌も量が多いときには病的に炎症を起こしていると考えてよいでしょう。
- □メチシリン耐性菌の場合はバンコマイシン眼軟膏が市販されていますが，耐性菌対策のために，眼科専門医が症例登録のうえ処方する，ということになっているので，眼科医がいないところでは処方が難しいと思います。クロラムフェニコールの点眼が効くことがあるので，まずこちらを試してみてください。合剤のクロラムフェニコール・コリスチンメタンスルホン酸ナトリウム（オフサロン®点眼，コリナコール®点眼）もあります。
- □臨床の実際では感受性がないとされた抗菌点眼薬が治療効果を上げることも経験します。点眼の場合かなり高濃度の抗菌薬であるのと，頻回点眼することで治療効果を上げることができるからのようです。重症感染症の場合など1時間おきに点眼してもらうこともありますので，点眼薬の入手に制限がある場合はまず頻回点眼を試してみてもよいでしょう。

4. 眼瞼縁炎

▶▶▶眼瞼縁の洗浄にはベビーシャンプーがおすすめ。
- □睫毛の周囲に炎症が起き眼瞼縁の発赤が起きる眼瞼縁炎は，他覚所見と比較して自覚症状の訴えが強く，異物感，痛み（ヒリヒリする，しみる），灼熱感，流涙，睫毛がべたべたとくっつく，というような訴えがあります。
- □ブドウ球菌が原因の場合には，睫毛の根元に分泌物が付着し，はがすと皮膚に潰瘍が見られます。慢性的に経過し，睫毛乱生や睫毛の脱落になることもあります。治療は眼瞼縁の洗浄と抗菌薬の軟膏です。1日2回，軽快してくれば1日1回行いますが，治癒するまで数か月かかるので，患者が飽きてやめてしまうことが多いようです。感染が原因ではなく脂漏性皮膚炎の場合には，症状が軽く，眼瞼縁の洗浄だけでよくなります。**寝たきりの高齢者に眼瞼縁の炎症がみられるようなら，まずは洗浄を行ってみる**とよいかと思います（自覚症状がなければ，無治療でも重

症化することはあまりありません)。

〈眼瞼縁の洗浄(lid hygiene)〉
□ 海外では眼瞼縁の洗浄用コットンが売られており，日本にも輸入されていますが少々割高です。一番簡単な方法は目に入っても刺激の少ないベビーシャンプーを使う方法です。薄め方などはいろいろあるようですが，軽く湿らせたコットンに少量のベビーシャンプーをたらして泡立てたり，湿らせた綿棒にシャンプーをつけて眼瞼縁を軽くこするだけでよいでしょう。

5. 義眼の方のフォロー

▶▶▶ 義眼を毎日洗うことができないなら，はずしてしまうのも1つの方法。

□ 時に義眼の患者に出会うことがありますが，義眼は結膜嚢に入っている大きなコンタクトレンズのようなものです。球体だと思っている方が多いのですが，カーブした円盤状のものです。本来毎日はずして洗うものなので，装用したままですと結膜炎になることがあります。**充血，眼脂が多い場合は抗菌点眼薬で対処**します。治療の考え方は結膜炎と同じです。手入れができないようであれば，はずしたままにしてもらったほうがよいかもしれません。以前は夜間就寝時はずすように言われていましたが，洗浄していれば就寝時も入れていて大丈夫です。水だけの洗浄で汚れが落ちない場合，ハードコンタクトレンズ用の洗浄液で洗うときれいになります。冬場に義眼の表面が乾燥してしまい調子が悪いときには眼軟膏を義眼の表面と結膜嚢に入れると楽になります。この場合薬剤成分のない眼軟膏が望ましいのですが日本では発売されていないため，フラビンアデニンジヌクレオチドナトリウム軟膏(フラビタン®眼軟膏)を使ったりします。

□ 義眼はよく見ないと義眼だとわからないこともあるくらいよくできていますが，結膜嚢の変形などにより不自然な外観になれば作り換えの時期です。寿命は数年で，義眼メーカーが対応してくれます。

6. 白内障を手術すると認知症は軽快する？

▶▶▶白内障があるようなら，手術がおすすめ。

☐ **白内障手術により骨折が減るという報告**[1]**や，白内障術後に認知症が改善するという報告があります**[2]。寝たきりになっている方はテレビが楽しみなので，可能ならば手術を勧めます。**高齢だからできないという手術ではありません。**通院が可能な方は日帰り手術が可能です。

☐ 白内障手術は顕微鏡下にて局所麻酔で行うため，手術台で動かずに寝ていることができないほど認知症が進んでいる患者では全身麻酔で行うしかないときもあります。しかし入院することでかえって認知症が悪化することもあるので，手術をしている眼科にまず相談してみてください。車椅子での移動が難しい場合でも，ストレッチャーで移動してもらい日帰り手術が可能なこともあります。

☐ 通常白内障手術をおすすめするのは，日常生活に支障が生じている場合や，運転免許（普通）の更新が必要な場合（矯正した両眼視力が0.7以上）です。

7. 兎眼

▶▶▶開瞼したままだと，乾燥から角膜穿孔することもある。

☐ 意識のない患者の場合，まぶたが閉じないことで眼表面が乾燥し，**角膜上皮欠損から穿孔することがときに起こります**。上皮の状態はフルオレセイン染色（方法は第9章，p93参照）で確認できます。

☐ 顔面神経麻痺などの原因がなくても，夜間就寝時に薄目を開けて寝ている方はいます。就寝中は涙の分泌がないので起床時に眼の乾燥を感じても，起床後に分泌が始まった涙で解消されます。意識がない場合には，涙の分泌がない状態が続いているので，閉瞼不全があると乾燥がひどくなります。

☐ 日中の点眼はヒアルロン酸を使います。通常は0.1％を，顔面神経麻痺で反射性流涙が多い場合は0.3％を使ったりしますが，意識のある方であれば使いごこちの良いものを患者に選んでもらってかまいません。

☐ **角膜上皮保護の一番簡単な方法は，眼軟膏を入れて角膜保護用テープ（メパッチ® クリア）を貼ること**です。上下の眼瞼を縫合する方法もあり

郵便はがき

料金受取人払郵便

本郷局承認

3318

差出有効期限
2021年4月
30日まで
(切手を貼らずに
ご投函ください)

113-8739

（受取人）
東京都文京区
本郷郵便局私書箱第5号
医学書院

「ジェネラリストのための眼科診療ハンドブック」第2版
編集室 (MB-3)

◆ご記入いただいた個人情報は，アンケート賞品の発送に使用いたします。
なお，詳しくは弊社ホームページ（http://www.igaku-shoin.co.jp）の
個人情報保護方針をご参照ください。

ご芳名	（フリガナ）
性別：男 ・ 女 年齢　　　歳	

ご住所	1. 自宅　2. 勤務先（必ず選択）
〒□□□-□□□□	都道 府県

内科医，救急医，研修医，専攻医（　　　　　　　　　　科）

その他（　　　　　　　　　　　）

勤務先（ご所属）

03890

「ジェネラリストのための眼科診療ハンドブック」
第2版　アンケート

　このたびは本書をご購入いただきありがとうございます。今後の改訂のために読者の皆様の率直なご意見，ご批判をお寄せいただければ幸いです。よろしくご協力のほど，お願い申し上げます。〔回答はいずれも該当の番号を○で囲んでください〕

●本書をどのようにしてお知りになりましたか：
  1. 書店でたまたま
  2. 同僚・友人の口コミ
  3. 広告（媒体名：　　　　　　　　　　　　　　　　　　　　　　　　）
  4. 書評（媒体名：　　　　　　　　　　　　　　　　　　　　　　　　）
  5. その他（　　　　　　　　　　　　　　　　　　　　　　　　　　　）

●ご購入の決め手は何でしたか（複数回答可）：
  1. 自分のレベルに合っている
  2. 知りたい疑問が取り上げられている
  3. 本文が読みやすい
  4. 価格が手頃
  5. その他（　　　　　　　　　　　　　　　　　　　　　　　　　　　）

●お使いいただいた感想はいかがですか：
  1. とても満足　　　2. 満足　　　3. ふつう　　　4. 不満　　　5. とても不満

●ご意見，ご要望（不満な点，改善点など）

....

....

....

....

＃アンケート回答者の中から抽選で，図書カードを進呈いたします。抽選の結果は，賞品の発送をもってかえさせていただきます。

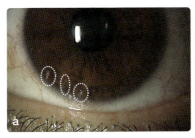 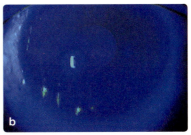

図7-1 角膜下方にできた糸状角膜炎(a, 点線囲み)と, aをフルオレセイン染色した様子(b)
a：ゴミや眼脂のように見えるが，根元は角膜に接着している。
b：フルオレセイン染色をすると，病変部分がよくわかる。

ますが，乾燥を防ぐほどに縫合すると，眼表面の診察も難しくなるので，全例に行える方法ではありません。眼科医が診察できない場合にはあまりおすすめしません。

☐ 眼表面の乾燥が続くと時に糸状角膜炎と呼ばれる状態になります(図7-1)。角膜上皮に分泌物がからんだ房のような状態になり，異物感(ゴロゴロする感じ)や痛みを伴います。これまではドライアイの治療をするとともに糸状物を除去するしか治療方法がなかったのですが，ドライアイの治療薬ムコスタ®点眼(第11章，p112参照)が出てきてからこの薬だけで治る患者が増えました。糸状角膜炎が悪化して角膜穿孔になる，ということはありませんが，非常に異物感が強く痛みを感じるため，意識がある患者の場合には積極的な治療が必要です。

文献
1) Tseng VL, et al: Risk of fractures following cataract surgery in Medicare beneficiaries. JAMA 308: 493-501, 2012 [PMID: 22851116]
2) Ishii K, et al: The impact of cataract surgery on cognitive impairment and depressive mental status in elderly patients. Am J Ophthalmol146: 404-409, 2008 [PMID: 18602079]

第8章　花粉症の治療は何科で行う？

Q 花粉症の点眼薬を眼科以外でも処方してよいでしょうか？

A 構いません。ただし症状が強く，ステロイド点眼が必要なときには眼圧上昇の副作用が出ることがあるため眼科を受診してもらってください

> **POINT**
> ・花粉が飛ぶ2週間前から治療を始めるのが効果的
> ・ステロイドの点眼を使用する場合には眼圧チェックが必要

■花粉症の治療についてはどの科を受診するのがよいか患者も悩むようです。眼症状が強くステロイド点眼が必要な場合には眼圧チェックが必要なため眼科で診察します。耳鼻科や内科で点眼を処方するときには抗ヒスタミン薬の点眼が効果的です。抗ヒスタミン薬の点眼が効果を上げない場合，アレルギー性結膜炎症状が重症というだけでなく春季カタルなどの疾患も考えられますので，眼科での加療をおすすめします。

1. 治療の基本

▶▶▶アレルギー性結膜炎の治療は抗ヒスタミン点眼薬。

□花粉症に代表される**アレルギー性結膜炎の治療の基本は，抗アレルギー点眼薬**であり，重症例にはステロイドの点眼および軟膏が追加となります。抗ヒスタミン薬の内服を処方することもありますが(保険適用はないので，アレルギー性鼻炎などの病名が必要です)，基本はやはり点眼です。

□抗アレルギー点眼薬は現在表8-1に挙げるようなものがあります。メディエーター遊離抑制薬は，肥満細胞の脱顆粒を阻害し，ヒスタミン，ロイコトリエンなどのメディエーターの遊離を抑制することでアレルギーの即時反応をおさえます。ヒスタミンH_1受容体拮抗薬(以下抗ヒス

表8-1 抗アレルギー点眼薬

	一般名称	先発品
メディエーター遊離抑制薬	クロモグリク酸ナトリウム	インタール® インタール®UD
	アンレキサノクス	エリックス®
	ペミロラストカリウム	アレギサール® ペミラストン®
	トラニラスト	リザベン® トラメラス®
	イブジラスト	ケタス®
	アシタザノラスト水和物	ゼペリン®
ヒスタミンH₁受容体拮抗薬	ケトチフェンフマル酸塩	ザジテン®
	レボカバスチン塩酸塩	リボスチン®
	オロパタジン塩酸塩	パタノール®
	エピナスチン塩酸塩	アレジオン®

タミン薬)は，ヒスタミンの受容体をブロックすることで，かゆみや充血というアレルギーの症状を抑制します．メディエーター遊離抑制薬はその作用機序よりすでに起きているアレルギー反応には効果がありませんが，花粉症のようなアレルギーの場合は繰り返しアレルギー反応が起きているので，症状が出てしまってからでもある程度は効果があります．現在は**即効性もある抗ヒスタミン点眼薬のほうが治療の主流**になっています．

〈市販薬〉

□「市販の点眼薬は効果があるのか」とよく聞かれます．市販のアレルギー用点眼薬にはメディエーター遊離抑制薬のクロモグリク酸ナトリウム(処方薬ではインタール®としてよく知られています)や抗ヒスタミン薬のクロルフェニラミンマレイン酸塩が入っているものがあり，アレルギーの治療効果はあります．しかし，市販薬には「充血を取る」とうたって血管収縮薬を含んでいるものが多く，これは連用するとかえって充血が目立つようになるためおすすめできません．スイッチOTCと

なったザジテン®がおすすめなのですが，抗ヒスタミン点眼薬のなかではザジテン®は接触皮膚炎を起こすことが多いので，注意が必要ではあります。また，ザジテン®は刺激（しみる感じ）が強い点眼薬で，好き嫌いが分かれるようです。

☐市販の点眼薬については第13章(p130)も参照してください。

2. 初期療法

▶▶▶花粉が飛ぶ2週間前から治療を始める。

☐スギ花粉のように飛ぶ時期がはっきりしている花粉の場合，**飛散日より2週間前，あるいは症状が少し現れた時点で治療を開始すると，花粉の時期の症状が軽くなる，短くなる**とされ，これは「初期療法」と呼ばれています。メディエーター遊離抑制薬の効果が出るのに時間がかかるためでもあり，以前は最初に遊離抑制薬を点眼し，花粉の時期に抗ヒスタミン薬の点眼に切り替えていましたが，ザジテン®，パタノール®，アレジオン®にはメディエーター遊離抑制作用もあるため，最初からこのどれかを使ってもらってもよいでしょう[1]。ちなみに関東では2月14日のバレンタインデーにスギ花粉が飛び始めることが多いので，1月末からの治療となります。

3. ステロイドレスポンダー

▶▶▶ステロイドは眼圧を上げることがある。

☐アレルギー症状がひどい場合に使わざるをえないステロイド点眼ですが，副作用の1つである**眼圧上昇は自覚症状がないため要注意**です。**眼圧上昇が続くと視神経が障害され緑内障になることがあります**。ステロイド点眼を中止すれば眼圧は下がることが多いのですが，眼圧が高いままの場合もあります。ステロイドに反応しやすいかどうかは遺伝的にある程度決まっているようで，成人では30％程度がステロイドで眼圧が上がる「ステロイドレスポンダー」であると以前よりいわれています[2]。論文のなかで使われているのは眼科の術後に使われるような濃度の高いステロイド点眼(0.1％ デキサメタゾン，0.1％ ベタメタゾン)ですので，内科で処方することはまずないと思います。問題となるのは，

花粉症の眼症状が強い場合に処方される0.1％フルオロメトロン点眼（フルメトロン®，オドメール®など）です。濃度が低いステロイド点眼なので眼科以外で処方されていることもありますが，**0.1％フルオロメトロン点眼でも眼圧上昇する患者がいること，それは特に子どもに多い**ことが報告されています[3,4]。

- □ ステロイド点眼による眼圧上昇は，点眼の力価，1日の使用回数，使用期間に応じて起きやすいとされていますので，花粉症のようにしばらく加療が必要な場合には眼科で処方すべき点眼薬と思ってください。
- □ 点眼での眼圧上昇が有名ですが，全身投与，点鼻，吸入，皮膚（眼瞼に限りません）への軟膏塗布でも眼圧が上がることがありますので，**点眼薬以外の投与方法でもステロイドを長期にわたって使用している場合には眼圧チェックが必要**です[5]。

4. 点眼薬以外の治療法

▶▶▶ゴーグル，洗眼，冷却，点鼻薬も効果あり。

〈治療法の例〉

❶ゴーグル

- □ 花粉症のときには，口や鼻からの花粉の吸入を防ぐためマスク着用が推奨され，実際に効果のある対処法です。それと同様に**花粉用のゴーグルは眼に入る花粉を減らす**ことができます。最近の花粉用メガネでは，かけていると普通のメガネのように見えるものがあるので，患者も違和感なく使うようになっています。

❷洗眼

- □ **眼に入る花粉を洗い流すことも効果的**です。水道水は消毒用の塩素が眼の表面に傷を作るので[6]，薬剤の入っていない人工涙液の点眼がおすすめです（人工涙液については第13章，p128参照。洗眼についてはp130も参照）。市販の眼洗いカップを使う方も多く，現在は洗浄液も刺激の少ないものが売られていますが，眼は内側から外側へ洗ってほしいので，あまりおすすめしません。

❸冷却

- □ 眼は温めたほうがよいのか，冷やしたほうがよいのか，とよく質問され

ます。ドライアイの場合には眼瞼のマイボーム腺からの分泌をよくするために温めてもらいますが、アレルギーのように炎症がある場合には冷やしたほうがよいでしょう。手元に点眼薬がないときに**かゆみがひどくなった場合，冷やすのも効果的**とも報告されています[7]。

❹ 点鼻薬

□ ステロイドの点鼻薬が眼のかゆみにも効果がある，ということは外来で時々経験します。これは鼻内でIgEを介する即時型反応が起こり，遊離したヒスタミンが鼻粘膜三叉神経を刺激して神経反射を誘発し，三叉神経を介して眼表面において結膜炎の眼症状をきたすという，naso-ocular reflexを点鼻薬が抑制するため，と考えられています[8]。鼻の症状もあり，眼の症状が軽い患者ではステロイドの点鼻薬だけで治療できそうです。

5. アレルギー性結膜炎診断キット

▶▶▶「アレルギー性結膜炎？」と思ったら涙でチェックできる。

□ 毎年スギ花粉の時期に症状が出る場合には，検査をするまでもなく花粉症の治療をしてよいと思うのですが，今までまったくアレルギーの症状がなく，なんだか眼がかゆい，ゴロゴロする，目やにが出る，という患者の場合，涙でアレルギー性結膜炎を判定できる診断キットを使ったほうがよいときがあります。最近の花粉症発症は低年齢化していて，1歳児でも発症します。80歳近くになって初めて症状が出た，という方もいます。特に**自覚症状を表現できない子どもの場合には，眼や鼻をこするというはっきりした症状も出ず，顔をしかめる，まばたきが多くなる，という症状**により，保護者がチックを心配して受診することがあります。

〈アレルウォッチ®涙液IgE〉

□ アレルギー性結膜炎迅速診断キットです。濾紙に涙を吸わせて行います。涙液採取後判定まで10分ほどです。小学生くらいから成人の患者には図8-1のように涙液分泌検査と同様に行えます。乳幼児の場合には怖がって濾紙を眼に入れることが難しいことがありますが，泣いている

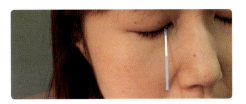

図8-1 アレルウォッチ®の施行方法
濾紙の先にある柔らかい部分を結膜嚢に入れて涙を吸わせる。

と眼外に出ている涙でも検査できます。
- IgEが涙に出ているかどうかという検査であるため,アレルギーの原因までは判定できません(患者はアレルゲンを知りたがることが多いのですが)。また,このキットが陽性であっても,採血では非特異的IgEが低値であったり(その場合でもアレルゲンが特定できることはあります),特異的IgEも検出できず,アレルギーの原因が判定できないことがあります。
- 時にアレルギー性結膜炎に特徴的な上眼瞼結膜の乳頭増殖がはっきりせず,角膜上皮障害だけが出ることもあり,ドライアイとして加療され治癒しないことがあります。この場合にも涙液IgEをチェックすることで診断できます。

6. 春季カタル

▶▶▶重症アレルギー性結膜炎もある。

- 春季カタルとは,学童期の主に男児にみられる増殖型のアレルギー性結膜炎です。春に悪化することが多いため,この名称がついています。石垣状の乳頭増殖が特徴的な眼瞼型(図8-2)と,輪部に病変の主体がある輪部型(図8-3)があります。ステロイドがある程度効きますが,その副作用が出やすい小児に起こる疾患のため以前は治療に悩むことも多い疾患でした。最近は免疫抑制薬の点眼を処方することができるようになり効果を上げています。眼瞼型は診断がつきやすいのですが,時に重症アレルギーとされていたり,輪部型の診断がついていないことがありま

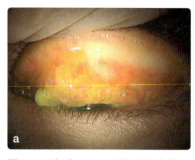
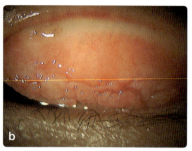

図8-2　春季カタル眼瞼型治療前の上眼瞼結膜(a)と，その免疫抑制薬点眼治療後(b)
a：分泌物が多く症状が強い状態。黄色く染まっているのはフルオレセイン染色のため。
b：炎症は消退し分泌物はなくなっているが典型的な石垣状乳頭が見えている。慢性的に炎症があるため，治療後症状が落ち着いていても乳頭は残ることが多い。

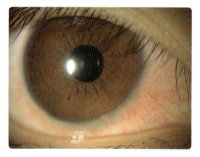
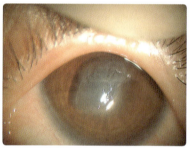

図8-3　春季カタル輪部型
輪部（角膜と結膜の境界）に炎症の主体があり浮腫状になっている。

図8-4　春季カタルにみられた角膜潰瘍
プラークを伴い，視力低下の原因となることが多い。

す。子どものアレルギー性結膜炎はステロイド点眼の使用も難しくなるので，抗アレルギー薬の効果がない場合には春季カタルの可能性も考え眼科に相談してください。春季カタルは炎症が強いと，角膜潰瘍を作ることがありこれは視力低下の原因となります（図8-4）。

7. コンタクトレンズはどうする？

▶▶▶花粉症の時期，コンタクトレンズは休むのがよい。どうしても使いたい場合にはワンデータイプのレンズ。

□花粉症の時期，コンタクトレンズは休んでもらったほうが症状は出にくくなります。もしどうしてもというのであれば，ワンデータイプの使い捨てレンズになります。使い捨てレンズであれば，花粉がついたレンズを捨てることができるからです。こすり洗い，消毒をしっかりしても，花粉や破裂した花粉から出たアレルゲンを完全に除くことはできないようです。なお，ハードレンズは花粉がつきにくいと思うのですが，使っている方に聞いてみると，ワンデータイプにしたほうが楽な場合が多いようです。

□コンタクトレンズをしているときの点眼については諸説あり混乱しています。レンズをした状態での点眼の影響を調べた報告が少ないためでもあります（コンタクトレンズの種類も，点眼薬の種類も多いため）。非常におおざっぱな言い方をすれば，**ワンデータイプのレンズとハードレンズであれば，ほとんどの点眼をレンズの上から使っても問題ない**といえます。一番問題になるのは点眼薬に含まれている防腐剤の塩化ベンザルコニウムがレンズに吸着して角膜上皮障害を起こす可能性がある，ということですので，心配であれば防腐剤の塩化ベンザルコニウムが入っていない点眼薬がおすすめです。

□塩化ベンザルコニウムが入っていない抗アレルギー点眼薬は，表8-1（p85）のなかではインタール®UD（UD＝unit dose）と，そしてアレジオン®です。アレジオン®は2014年末より塩化ベンザルコニウムフリーとなっています。UDとついているのは使い切りタイプの点眼です。ザジテン®にもUDがありましたが，2015年に販売終了となりました。あとは特殊フィルターにより防腐剤フリーとなっている日本点眼から出ているPFシリーズですが，ケトチフェン，クロモグリク酸，トラニラストのみです。ステロイド点眼のフルオロメトロンの防腐剤フリーは今のところありません。

文献

1) 深川和巳：季節性アレルギー性結膜炎に対するエピナスチン塩酸塩点眼薬による初期療法の効果．アレルギー・免疫 22(9)：1270-1280, 2015
2) Tripathi RC, et al: Corticosteroids and glaucoma risk. Drugs Aging 15: 439-450, 1999 [PMID: 10641955]
3) Morrison E, et al: Effect of fluorometholone (FML) on the intraocular pressure of corticosteroid responders. Br J Ophthalmol 68: 581-584, 1984 [PMID: 6743628]
4) Fan DS, et al: A prospective study on ocular hypertensive and antiinflammatory response to different dosages of fluorometholone in children. Ophthalmology 108: 1973-1977, 2001 [PMID: 11713064]
5) Bui CM, et al: Discontinuing nasal steroids might lower intraocular pressure in glaucoma. J Allergy Clin Immunol 116: 1042-1047, 2005 [PMID: 16275373]
▶ステロイド点鼻を中止したところ眼圧が下がったという報告ですが，緑内障患者のデータであるため偏りがあります．ステロイド点鼻は眼圧に関与しない，という報告もあり，使用者全員に起きる副作用ではないようです．
6) Ishioka M, et al: Deleterious effects of swimming pool chlorine on the corneal epithelium.Cornea 27: 40-43, 2008 [PMID: 18245965]
▶プールの水は塩素が強いので眼を守るゴーグルは必要，というデータのつもりが，「水道水で眼を洗うと傷がつく」というところばかりが注目されたという論文です．
7) Bilkhu PS, et al: Effectiveness of nonpharmacologic treatments for acute seasonal allergic conjunctivitis. Ophthalmology 121: 72-78, 2014 [PMID: 24070810]
8) Hom MM, et al: The anatomical and functional relationship between allergic conjunctivitis and allergic rhinitis. Allergy Rhinol 4: e110-119, 2013 [PMID: 24498515]

COLUMN

●術中にどう見えているのか

　白内障手術中に患者さんはどう見えているのかという論文があります（https://www.bmj.com/content/331/7531/1511）。水中で超音波をかけますので，こういう感じになるんですね。散瞳して強い光が当たっているので，それほどはっきりは見えていないようです。

　翼状片のオペ中「そろそろ終わりですな」と患者さんに言われびっくりしたのですが，側方視してもらっていてそちらにモニターがあったからです。この手術は術中もよく見えているので，角膜上にスポンジ置いておけと先輩に怒られました。

第9章 治療の必要な充血，不要な充血

Q 眼科を受診してもらったほうがよいのはどのような充血ですか？
A 痛み，羞明，視力低下を伴う充血です

> **POINT**
> ・充血だけでなく痛み，羞明，視力低下がある場合は眼科へ
> ・コンタクトレンズの使用歴，アレルギー性結膜炎の有無，使用している点眼薬，軟膏を問診で確認
> ・フルオレセイン染色ができるとよい
> ・ドライアイ，アレルギー性結膜炎と思われる場合にはまず点眼治療してみる

■充血の多くは角結膜疾患によるものが多く，その場合は病変が眼表面にあるためわかりやすく，写真も撮れます。最近の携帯電話のカメラは画質がよいので，その写真でもある程度診断できることがあり，眼科医にメールを送るなどして相談することが可能です。その際いくつかのポイントを押さえておくとより正確な診断につながります。

1. 早めの眼科受診を勧める充血は？

▶▶▶充血に加えて痛み，羞明，視力低下がある場合は眼科へ。
☐ **原因がはっきりしない充血があり，「痛い」「まぶしい」「見えにくい」という訴えを伴う場合は，眼科を受診してもらったほうが安心**です。緑内障発作，ぶどう膜炎，眼内炎などが考えられるからです。

2. フルオレセイン染色

▶▶▶フルオレセイン染色ができると，とても便利。
☐ **フルオレセイン染色ができると眼表面の状態についての情報量が格段に**

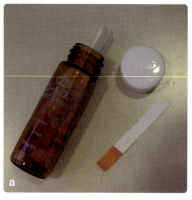 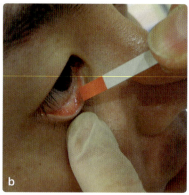

図9-1 フローレス®眼検査用試験紙
a：実物の写真。濃いオレンジ色部分に蛍光色素がしみ込ませてある。
b：aによる眼表面の染色方法。生理食塩液などの点眼を1,2滴色素部分に滴下し,水気を振り切ったあとに下眼瞼に触れる。

増えます。染色にはフローレス®眼検査用試験紙(図9-1)を使います。流涙があるときには,そのまま下眼瞼に試験紙を触れても涙で色素が溶け出し染色可能ですが,通常は点眼(人工涙液の点眼などを使います)を1,2滴赤い部分に滴下し水気を切ってから,下眼瞼にそっと触れます(図9-1-b)。

□ ドライアイの診断時には涙液量を変化させたくないので,眼瞼縁に試験紙の縁をタッチする程度にしたり,検査用の液体フルオレセイン液を希釈したものをピペットで入れることもあるのですが,非専門科での診断時にはそこまで気を遣わなくてよいと思います。蛍光色素なので服などにつくと落ちにくく,ソフトコンタクトレンズを染めてしまうと洗浄しても元には戻らないので注意してください。

□ 診察方法は細隙灯の青い光で見るのが正しい方法ですが,肉眼,白色光でもある程度はわかります。図9-2-aは充血の訴えで受診した幼児のものです。すでに染色をしてあり,結膜びらん部分が黄色く染まっています。染色部分は図9-2-bではっきりとわかります。おそらく指が眼に入り,爪で作った傷と思われました。これくらいのびらんであれば,数日抗菌点眼薬を使ってもらえば治ります。

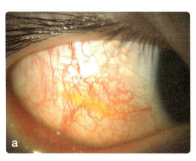
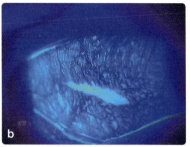

図9-2　結膜びらんのフルオレセイン染色後
a：白色光でもびらん部分が黄色に染まって見える。
b：aを細隙灯の青い光で見たところ。

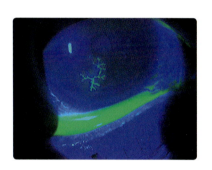

図9-3　単純ヘルペス性角膜炎
典型的な樹枝状潰瘍が染色されている。

- 図9-3は軽い充血，異物感で受診した高齢者のものです。通常の細隙灯では正常のように見えたのですが，染色をしてみると典型的な樹枝状潰瘍があり，ヘルペスと診断がつきました。このような場合，アシクロビル眼軟膏の治療が必要となります。
- 図9-4-aは充血，異物感で受診した方のものです。白色光では角膜の7〜8時方向に白色病変があり，そこを中心に充血がみられます。染色してみると（図9-4-b），輪部との間に透明帯がある周辺部角膜潰瘍とわかります。この場合にはステロイド点眼が必要となります。
- 図9-5-aは第8章（p89）で説明した春季カタル輪部型です。白色光でも下部輪部の浮腫がわかりますが，染色するとその部分が染まり，よりわかりやすくなります（図9-5-b）。
- 以上に述べてきた疾患は診断，治療までできなくても，眼科医に見せる

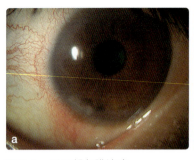 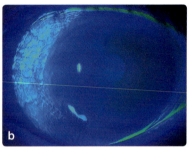

図9-4　周辺部角膜潰瘍
a：潰瘍部分が白く見えている。
b：aのフルオレセイン染色写真。潰瘍が黄色く染まっている。

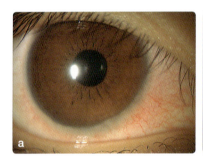 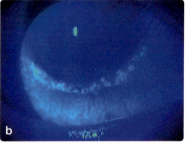

図9-5　春季カタル輪部型
a：図8-3，p90を再掲。
b：aのフルオレセイン染色写真。輪部の浮腫が染まる。

ときに染色の写真もあると非常にわかりやすくなるものです。眼脂がある充血は第6章を参照してください。

3. 問診が大切

▶▶▶ コンタクトレンズ使用歴，アレルギー性疾患の有無，使っている点眼薬，軟膏の情報があると充血の診断に役立つ。

□ 図9-6は充血の主訴で受診した患者のものです。よく見れば浸潤巣（点線囲み）があるため，普段コンタクトレンズを使っているかどうか，長時間使っていないか，と聞いたところ，レンズをつけたまま寝て起きた

第9章 治療の必要な充血,不要な充血

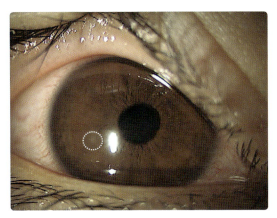

図9-6　ソフトコンタクトレンズの長時間装用による炎症
点線囲みは浸潤巣。

らこうなっていた,という返事でした。誤ったコンタクトレンズの使い方(レンズをつけたまま寝る,装用期間を守らないなど)をしている場合は,やってはいけないとわかっていてやっていることが多く,トラブルが起きた場合でもこちらから聞き出さない限りレンズの使用について言わないことがよくあります(怒られると思っているからのようです)。原因がはっきりとしない充血の場合,コンタクトレンズ使用についてルーチンに聞いたほうがよいでしょう。今メガネをかけているからコンタクトレンズを使うこともあるだろう,というのは1つの推測方法ですが,昨今は度が入っていないカラーコンタクトレンズを使う方もいますので,近視がなくてもコンタクトレンズ使用をしていることもあります。また若いころからレンズを使っていた方たちが高齢化していること,遠近両用コンタクトレンズも普及していることから,年齢からレンズ使用の有無を推測することもできません。70代のコンタクトレンズユーザーもいます。

☐花粉症に代表されるアレルギー性結膜炎の場合には,患者自身がどの季節に症状が出るということを知っていることが多く現在の症状がアレルギーらしいかどうかを教えてくれますが,充血を起こす代表的な原因で

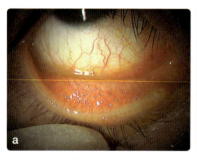 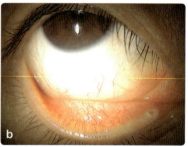

図9-7　薬剤性の接触皮膚炎に伴うアレルギー性結膜炎
b：aの原因と思われる点眼を中止して2週間後。正常に戻っている。

もありますので，問診時点で相談するのは大切です。
□図9-7-aは「アレルギー性結膜炎が治らない」「充血がひどい」と来院した患者です。たしかに濾胞性結膜炎という症状からはアレルギー性結膜炎と推測されるのですが，アトピー性皮膚炎がないのに眼瞼皮膚にびらんを伴っていました。使用している点眼薬を聞いたところケトチフェン点眼を使っていたため，この薬剤による接触皮膚炎を考え，使用を中止，併用していたステロイド点眼は継続したうえでステロイド軟膏を追加したところ，2週間で図9-7-bのように改善しました。
□以上の問診内容はそこから診断，治療方針が決定できなくても，眼科医に相談するときに伝えると役立つ情報です。このような**コンタクトレンズ装用の有無と可能であればその種類，アレルギー性疾患の有無，使用している点眼薬，軟膏の種類はぜひ聞いてみて**ください。

4．とりあえず治療してみる

▶▶▶ドライアイとアレルギー性結膜炎は点眼治療をしてみる。
□プライマリ・ケアでドライアイとアレルギー性結膜炎の軽症例の鑑別は難しいでしょうし，同時に起きていることもよくあります。また，**ドライアイとアレルギー性結膜炎の自覚症状は同じ**です（表9-1）。眼が乾くという訴えでもアレルギーだったり，かゆいという訴えでもドライアイのことがあります。患者は表9-1に挙げた症状のうちのいくつかを訴え

表9-1 ドライアイとアレルギー性結膜炎の自覚症状

・眼が乾く	・眼がかゆい	・眼に不快感がある
・眼が疲れる	・眼が赤くなる	・涙が出る
・眼がゴロゴロする	・眼が痛い	・まぶしい
・眼がかすむ	・眼が重たい	・目やにが出る

て来院します。

- アレルギー性結膜炎迅速診断キット（第8章，p88参照）が陽性となったり，いつもの季節に症状が出ればアレルギー性結膜炎と診断してよいでしょう。ドライアイの診断はフルオレセイン染色によります。染色では傷を見ているだけでなく，BUT（tear break-up time）と呼ばれる涙液層の破壊時間やその出方のタイプもチェックしてドライアイの診断治療を行っているので，ここまでするのは眼科医の仕事になります。

- ではどうするか。**ドライアイかアレルギー性結膜炎を疑った場合，どちらかの点眼薬（あるいは双方）で治療してみてください。**治れば診断的治療になりますのでそれで大丈夫です。ドライアイとアレルギー性結膜炎は，自覚症状の改善が治療の主目的です。特にドライアイは自覚症状と他覚症状が一致しないことも多いので，眼科を頻繁に受診できないような場合では検査診断にこだわるより（もちろん診断がきちんとついたほうが一番効果のある治療をおすすめできますが）治療を始めてしまったほうがよいでしょう。

- 早い場合は1週間以内に症状が改善しますが，眼表面の状態が変化する，そして今まで使っていた点眼薬のwash outには2週間かかるといわれているので，副作用が出なければ最低2週間は使ってもらってください。ドライアイの治療薬レバミピド（ムコスタ®），ジクアホソルナトリウム（ジクアス®）は，効果が出るまでもう少し長くかかることもあります。

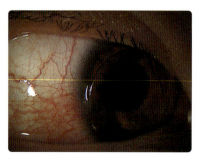
図9-8 ハードコンタクトレンズのフィッティング不良による充血

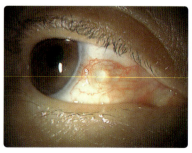
図9-9 結膜囊胞
血管の中心に透明な凸病変として見える。

5. 見ればわかる充血

▶▶▶ 肉眼でも診断できる充血がある。

〈ハードコンタクトレンズ〉

□ ハードコンタクトレンズを常用している場合の充血の大半はレンズに原因があります(図9-8)。「レンズをつけていると充血してくる」「朝は大丈夫だが夕方くらいから充血する」という場合はまずレンズが原因です。フィッティングやサイズの問題、寿命(ハードコンタクトレンズの寿命は2～3年)、レンズの汚れ、ゆがみ、時に左右を間違えていることもあります。これはレンズを処方したところで相談してもらってください。

〈結膜囊胞〉(図9-9)

□「充血」を訴えて受診してくることもありますが、「何かできている」という訴えが多い囊胞は、針で穿刺するだけで小さくできますが再発します。根本的に治すには囊胞を結膜切開して除去しますが、簡単にすぐ治したい、という希望には穿刺だけでもよいでしょう。点眼麻酔して行ってください。

〈瞼裂斑, 翼状片〉

□ 紫外線などの刺激による線維増殖です。戸外にいることの多い方によく

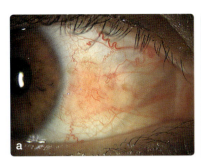
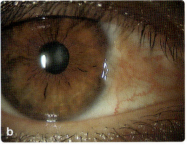

図9-10　瞼裂斑
b：aの数年後目立つようになったため手術希望があり切除した。

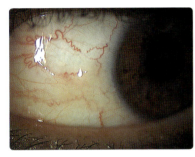
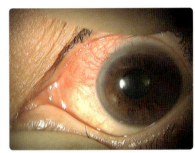

図9-11　瞼裂斑
淡い黄色みのある盛り上がりとして見える。

図9-12　上強膜炎
ステロイド点眼によく反応し数日で消退した。

みられます。図9-10-aは瞼裂斑で，その数年後が図9-10-bの翼状片です。翼状片のために乱視が強くなったり，翼状片が瞳孔領にかかって視力低下すれば手術適応となりますが，多くは外見を気にしての手術希望です。コンタクトレンズを使うと充血が目立つようになり切除希望する患者もいます。図9-11程度の瞼裂斑であっても「白目が黄色い」と気にして受診します。手術自体はさほど難しいものではありませんが，再発が多いのであまり若いうちには手術はおすすめしていません。
□瞼裂斑に炎症が起きることが時々あり，ステロイド点眼かNSAIDs点眼（第13章，p126参照）で対処できます。

〈上強膜炎〉
☐ 強膜の浅い部分に起きる炎症で，ほとんどが原因不明です。時に全身疾患に伴うことがあります。眼瞼結膜は正常，結膜に炎症がないため眼脂は出ず，強膜炎より痛みは少なく異物感程度の訴えで受診する充血です。
☐ 図9-12程度の範囲のこともあれば，もう少し広い範囲の炎症のこともあります。ステロイド点眼によく反応することが多いのですが，眼科にアクセスが悪ければ，NSAIDs点眼から試してみてください。再発も多くみられます。

〈結膜下出血〉
☐ 患者が「充血している」と言って来院することの多い結膜下出血ですが，第4章(p38)で書いたように放っておいて構いません。

〈正常な血管〉
☐ 本来結膜には血管が存在するのですが個人差が大きいため，正常範囲内であっても「充血が取れない」と受診することがあります。多少血管が見えていても，他に症状がなく，そして変化もないのであれば，放っておいてもよいことがほとんどです。

6. 難治の結膜炎？

▶▶▶ 前眼部疾患ではない充血もある。

☐ 「充血が治らない」「難治性結膜炎と言われた」と患者が訴える場合，時に内頸動脈海綿静脈洞瘻 (CCF: carotid-cavernous fistula) であることがあります。充血は眼球結膜のみで眼脂は伴いませんので，結膜炎症状は呈しません。難治性と言える結膜炎はクラミジアによるものくらいですが，この場合には眼脂と巨大濾胞があるため診断がつきます。
☐ CCFは球結膜の充血浮腫のほか，拍動性の眼球突出，複視，眼圧亢進，耳鳴りなどを呈する，といわれていますが，それほどはっきりと症状が出ないこともあります。

第10章　眼に症状の出る全身疾患

Q 眼合併症が出る疾患は眼科併診が必要ですか？

A 糖尿病のように眼科での定期的眼底検査が必要な疾患と，眼症状から全身疾患の診断がつくことのある甲状腺疾患，そして自覚症状があれば点眼治療を行うドライアイ症状が出る疾患などいろいろです。

■眼に症状の出る全身疾患は多数ありますが，診察する機会の多いもの，重症化することがあるので知っておいたほうがよいものをまとめました。
この中でよく見るものは，糖尿病網膜症，高血圧性眼底変化，網膜静脈閉塞症，Sjögrenタイプのドライアイです。

1. 糖尿病

▶▶▶網膜症，虹彩炎，白内障，緑内障（新生血管による），麦粒腫，角膜上皮びらん，眼筋麻痺，虚血性視神経症。

□網膜症は失明の原因となりますが，かなり進行していても自覚症状がないため，眼科医による定期的な散瞳検査が必要となります。網膜症が進行すると新生血管は眼底だけではなく虹彩や毛様体にも発生し隅角閉塞の状態となり新生血管緑内障になります。たとえ失明していても痛みが出るために治療します。

□原因不明の虹彩炎（図1-7，p14），比較的若い白内障発症（特に後囊下白内障），繰り返す麦粒腫，角膜上皮びらんを見たときに，原疾患に糖尿病がないかチェックする必要があります。

□複視を起こすような眼筋麻痺の原因に糖尿病が挙げられます。動眼＞外転＞滑車神経麻痺の順に多いとされています。糖尿病が原因であれば，数か月で自然治癒する可能性大です。

□虚血性視神経症は視神経を栄養している動脈の梗塞により起こり，高血圧や糖尿病が基礎疾患にあることが多い疾患です。片眼の視力低下，水平半盲，RAPD陽性となり，眼科での治療が必要です。

2. 高血圧，動脈硬化

▶▶▶ 細動脈の狭細化，動静脈交叉現象，白斑，網膜出血，網膜浮腫，視神経乳頭浮腫，網膜動脈閉塞症，網膜静脈閉塞症，虚血性視神経症。

☐ 前の6つはKeith-Wagener分類やScheie分類としてよく知られる高血圧性眼底変化であり，基本は高血圧の治療となります。網膜動脈閉塞症，網膜静脈閉塞症，虚血性視神経症は視力低下があれば眼科で治療します。

3. 透析中

▶▶▶ 腎性網膜症（網膜出血，網膜浮腫，白斑）。

☐ 眼科での治療はなく，原疾患の治療となります。

4. 尿細管間質性腎炎

▶▶▶ 前部ぶどう膜炎（虹彩炎）。

☐ 尿細管間質性腎炎に虹彩炎を合併する症候群が知られています。視力低下，充血，眼痛，羞明，飛蚊症などの症状があれば眼科へ紹介してください。

5. 甲状腺疾患

▶▶▶ 複視，視神経障害，眼球突出，眼瞼腫脹，上眼瞼後退，角結膜障害，上輪部角結膜炎。

☐ 複視の項(p150)を参照してください。

☐ 眼球突出による閉瞼不全が起こり，眼表面が乾燥する場合にはヒアルロン酸点眼や就寝前の眼軟膏を処方してください。眼球突出が重症の場合には手術が必要となることもあります。上輪部角結膜炎は上眼瞼で隠れる結膜部分に炎症が起きるドライアイの一種で，摩擦が原因と考えられムコスタ®点眼が効果的です。

6. 重症筋無力症

▶▶▶ 眼瞼下垂，複視。

☐ 眼科領域での症状は眼瞼下垂と複視で，このタイプの症例（眼筋型）は甲

状腺眼症の合併が多いとされています。複視の項(p150)を参照してください。

7. 血液疾患

❶貧血

▶▶▶網膜出血，Roth 斑，白斑，網膜浮腫。

☐眼科での治療は不要です。

❷白血病

▶▶▶血液の状態そのものから起きるのは：網膜出血，硝子体出血，Roth 斑，綿花様白斑，網膜静脈閉塞，毛細血管瘤，網膜新生血管。

▶▶▶網膜への浸潤では：Roth 斑，網膜血管の白鞘化，静脈周囲炎。

▶▶▶脈絡膜に浸潤すると：網膜色素上皮症や漿液性網膜剥離，硝子体混濁。

▶▶▶中枢神経系への浸潤では：眼運動神経麻痺。

▶▶▶視神経や視路への浸潤では：視野異常，視神経乳頭腫脹。

☐原疾患の治療を行い，静脈閉塞のために視力低下していれば眼科で治療します。

❸HIV 感染

▶▶▶網膜白斑，網膜出血，Roth 斑，日和見感染によるぶどう膜炎。

☐微小血管障害による眼底所見となり，こちらは眼科での治療不要です。ぶどう膜炎は眼科での治療が必要となります。

8. 感染性心内膜炎

▶▶▶球結膜出血，Roth 斑。

☐眼科での治療は不要です。

9. 悪性腫瘍

▶▶▶眼窩への転移：眼球突出，眼球運動障害，複視，眼球陥凹。

▶▶▶脈絡膜への転移：隆起性病変。

▶▶▶交感神経路への転移：Horner 症候群。

▶▶▶視神経への浸潤：視神経乳頭腫脹，視力障害。

▶▶▶Cancer associated retinopathy〔がん関連網膜症(悪性腫瘍随伴網膜症)〕。

□ 男性では肺がん，女性では乳がんの転移が多く，眼科としての治療はないことがほとんどです。Cancer associated retinopathy とは，視細胞に対する抗体が生じて視細胞死を生じる状態で，両眼に発症する進行性の夜盲と視野狭窄が見られます。

10. 全身性エリテマトーデス（SLE）
▶▶▶ Sjögren 症候群，強膜炎，眼底には綿花様白斑，網膜出血　網膜血管閉塞。

□ Sjögren 症候群は下記 13. 参照。強膜炎はステロイド治療が必要のため，充血，痛みがあるなら，眼底病変は視力低下があれば眼科へ紹介します。ヒドロキシクロロキン硫酸塩（プラケニル®）使用中は副作用チェックのために眼科での定期検査が必要です。

11. リウマチ
▶▶▶ Sjögren 症候群，強膜炎（時に壊死性），周辺部角膜潰瘍。

□ Sjögren 症候群は下記 13. 参照。強膜炎（ときに壊死性），周辺部角膜潰瘍は穿孔することもあります。痛み，充血がある場合は眼科での治療が必要です。

12. 若年性関節リウマチ
▶▶▶ ぶどう膜炎，その併発症として帯状角膜変性。

□ 自覚症状に乏しいぶどう膜炎が慢性的に続くため，角膜にカルシウムが沈着する帯状角膜変性を生じます。女児，少関節型，抗核抗体陽性がリスクファクターで，眼科での定期検査が必要です。

13. Sjögren 症候群
▶▶▶ ドライアイ。

□ 涙腺，唾液腺などの外分泌腺にリンパ球浸潤が起き，組織が破壊される自己免疫疾患です。原発性と二次性（リウマチ，全身性エリテマトーデス，強皮症，皮膚筋炎，混合性結合組織病などの膠原病に伴う）があります。

□ 角膜・結膜上の傷，涙腺破壊による涙液分泌低下が見られ，目の乾き，

痛み，視力低下，羞明などの訴えが出ます。0.1％ヒアルロン酸点眼，ジクアホソルナトリウム（ジクアス®），レバミピド（ムコスタ®）点眼などを使っても症状が軽快しないなら眼科へ紹介してください。

14．他家造血幹細胞移植後

▶▶▶Sjögrenタイプのドライアイ。

□慢性GVHD（graft versus host disease：移植片対宿主病）の症状であり，他家造血幹細胞移植後の半数以上に見られます。

15．ビタミンA欠乏症

▶▶▶夜盲，眼球乾燥症。

□ビタミンAの補充を行わないと治りません。

16．Stevens-Johnson症候群

▶▶▶急性期：結膜充血，偽膜，角結膜上皮欠損（流行性角結膜炎に似た症状。熱発，発疹，口腔内びらんより鑑別する）。

▶▶▶慢性期：瞼球癒着，眼瞼の瘢痕化，ドライアイ，睫毛乱生，角膜の結膜上皮化や角化。

□高熱とともに紅斑，水疱，びらんが全身の皮膚粘膜に起こる症候群であり，多くは薬剤性です。眼合併症がないこともありますが，結膜炎症状が生じた場合は重篤化することが多いので眼科併診をしてください。ステロイドの全身投与と局所投与を行います。

17．粘膜類天疱瘡

▶▶▶慢性結膜炎，結膜嚢の短縮，瞼球癒着，睫毛乱生，ドライアイ，角膜血管侵入，角膜の結膜化，角化。

□口腔，眼，咽頭，喉頭，食道，陰部などの粘膜に表皮下水疱を生じる自己免疫疾患で高齢者に見られます。慢性結膜炎とされていることが多いのですが，眼科手術や外傷で急性悪化することがあります。外科的処置や免疫抑制薬の全身投与，特殊コンタクトレンズなどの治療となり，進行する疾患でもあるため眼科へ紹介します。

18. サルコイドーシス

▶▶▶ぶどう膜炎，涙液分泌低下，結膜肉芽腫，うっ血乳頭，乳頭上肉芽腫。

☐ぶどう膜炎の症状は充血，眼痛，視力低下，羞明，飛蚊症などがあり，眼科での治療が必要です。

19. Behçet病

▶▶▶ぶどう膜炎。

☐ぶどう膜炎の症状は充血，眼痛，視力低下，羞明，飛蚊症などがあり，眼科での治療が必要です。

20. 結核

▶▶▶ぶどう膜炎，強膜炎，角膜実質炎，網膜静脈炎。

☐これら炎症の鑑別診断に結核があり，眼症状から結核が見つかることもあります。

21. 梅毒

▶▶▶ぶどう膜炎，角膜実質炎，網膜細動脈炎。

☐これら炎症の鑑別診断に梅毒があり，眼症状から梅毒が見つかることもあります。

22. 多発性硬化症

▶▶▶視神経炎。

☐中枢神経内に起きる時間的，空間的な多発病巣が特徴の疾患で，眼科領域では視神経炎が見られます。若年成人女性に多く，視力低下（1～2週程度の亜急性），目の奥の痛み，複視の症状があり，RAPD（＋），フリッカー値は20 Hz未満となります。画像検査，そしてステロイドパルス療法を行うため，病院クラスの眼科への紹介となります。

23. ダウン症候群

▶▶▶円錐角膜，白内障。

☐円錐角膜とは，角膜が突出してきて視力低下する病気です。ハードコン

タクトレンズで視力が出にくいようなら手術も検討します。原因不明ですが、ダウン症候群に合併することがあります。見えにくい様子があれば眼科受診を勧めてください。

24. アトピー性皮膚炎

▶▶▶アレルギー性結膜炎、眼瞼炎、白内障、網膜剥離、円錐角膜。

☐ 白内障があると網膜剥離が進行していても視力低下の自覚症状が出ないこともあり、重症アトピー、そして近視（こちらも網膜剥離のリスクファクターのため）がある場合には定期的な眼科での眼底検査を勧めてください。

COLUMN

●両眼発症

　昔行っていたバイト先での話です。忙しい時間も終わり、あと15分もすれば帰れるなあ、のんびりしていたとき、「急患なんですが…」とスタッフに告げられ（大体そういう時間に急患はやってきます）、来院されたのは両眼の眼圧が50 mmHg以上ある緑内障発作です。
　レーザーで虹彩切開できなければ手術しているところに紹介だな、と思いつつマンニトール点滴をしながら経緯をうかがうと、10日ほど前に頭が痛いと本人が言い出し、内科受診したところ血圧も問題なく念のためCTも撮ったが大丈夫と帰されたものの、頭痛は治らずだんだん食欲も落ちてきて食べられなくなってきたので本日から入院する予定だったそう。病院へ向かう直前に家族の方が「そういやばあちゃん、見えにくいって言ってるよね。もしかしてこれ緑内障じゃないの？」と眼科へ連れてきたとか。家族の方（医療関係者ではありません）Good Job！
　珍しくはありますが、両眼同時発症の緑内障発作もあるのです。

第11章　全身疾患に伴うドライアイ

Q 内科で診る疾患のうちドライアイ症状が出るのは？
A 膠原病，他家造血幹細胞移植後，甲状腺疾患です

> **POINT**
> ・ドライアイは自覚症状がなければ治療は不要
> ・ドライアイの治療点眼薬を使って改善しなければ眼科を受診してもらう

■ドライアイのほとんどは原因不明ですが，全身疾患に伴うものがあります。内科で治療中にドライアイ症状が出て眼科に紹介されてくることもあれば，眼科でドライアイの状態から全身疾患を疑って内科に紹介することもあります。

1. 二次性Sjögren症候群

▶▶▶膠原病にドライアイを伴うことあり。

☐ 膠原病(関節リウマチ，全身性エリテマトーデス，強皮症，皮膚筋炎，混合性結合組織病)にSjögren症候群が合併することがあり，二次性Sjögren症候群と呼ばれています。ドライアイ症状が出る場合，**眼の乾き，異物感，かゆみ，痛み，視力低下，羞明，眼脂**などが自覚症状となりますが，眼表面に傷があっても自覚症状がほとんどないこともあります。自覚症状がなければ特に治療は必要ありません。

2. 移植片対宿主病(GVHD)によるドライアイ

▶▶▶GVHDは重症ドライアイになることがある。

☐ **他家造血幹細胞移植後の半数以上にドライアイがみられます**。涙腺破壊によるもので，病態はSjögren症候群と同じです。写真は図5-3(p50)を

参照してください。眼の乾き，痛み，視力低下，羞明などの訴えがあり，重症ドライアイとなることが多く，下記の涙点プラグや血清点眼治療を行います。

3. 甲状腺疾患に伴うドライアイ

▶▶▶甲状腺疾患もドライアイを合併しやすい。

□甲状腺機能亢進症により閉瞼不全となり，眼表面が乾燥することがあります。また上輪部角結膜炎という，ドライアイの特殊タイプに甲状腺機能亢進症を認めることがあります。上眼瞼で隠れる上輪部に原因不明の炎症が起きる疾患で，中年女性に多く，異物感を強く訴えます。ドライアイに合併する状態であると考えられたり，上方の結膜弛緩や眼瞼と眼球の摩擦が原因であるといわれています。

4. ドライアイの治療

▶▶▶ドライアイ治療に使用する点眼薬には，ヒアルロン酸のほか，最近は眼表面のムチンを増やすものがある。

□眼科の外来で最も多いドライアイは，BUT（tear break-up time）短縮型ドライアイと考えられます。BUTとは，開瞼後眼表面の涙の層に乾いたスポットが出るまでの時間です。

□ドライアイの診断基準が2016年に変わり，自覚症状がありBUTが5秒以下であればドライアイの診断になります。眼表面の傷がない，そして涙の量が多いドライアイもあるのです。最近はこのBUTのタイプによりドライアイの治療薬を使い分けることが勧められていますが，これは眼科のなかでも専門的な話になってしまうので，プライマリ・ケア医はそこまで精通しなくてよいと思います。

□眼科に通いづらい環境でドライアイの治療も行うようであれば，以下の点眼薬の特色を知ってどれかを使ってもらい，患者の満足度が高いものを続けてもらう，というのも1つの方法です。他覚症状と自覚症状が必ずしも一致しないのがドライアイの特色であり，**患者がより楽になる治療が一番**と考えてもらって構いません。

〈ヒアルロン酸〉

□歴史の長いドライアイ治療薬です。眼表面の保湿と創傷治癒効果があり，ドライアイに限らず眼表面に傷ができた場合に処方されます。後発品も多数あります。

□眼表面に傷を作ることがある防腐剤の塩化ベンザルコニウムが入っていない使い捨てタイプのもの（ヒアレイン®ミニなど）もあります。この場合処方時に保険病名はSjögren症候群あるいはStevens-Johnson症候群が必要ですが，Sjögren症候群に伴うドライアイの全員に防腐剤が悪影響を起こすわけではありません。これも通常の点眼を使ってみて調子が悪いようなら塩化ベンザルコニウムを含まないヒアルロン酸点眼を使う，ということでもよいでしょう。後発品は通常の点眼瓶でもこの防腐剤が入っていないものが多くあります。また日本点眼から出ているフィルターつきの防腐剤フリーのPFシリーズにもヒアルロン酸点眼はあります。関節リウマチで手が不自由な場合，使い捨てタイプの点眼やフィルターつきの点眼瓶がうまく押せないときがあり，塩化ベンザルコニウムが入っていない後発品を指定で処方することもあります。

□濃度は0.1％と0.3％があります。より重症の場合に0.3％のほうが効果ありと思われることも多いのですが，涙液分泌が少ない場合に0.3％の濃いヒアルロン酸を点眼すると自分の涙が薬液に吸われてしまい，かえって乾燥感がひどくなることがあります。特にSjögrenタイプのドライアイの場合には0.1％のほうがよいことが多いのですが，これも患者の好むほうでよいと思います。

〈ムコスタ®とジクアス®〉

□ここ数年の間に続けて出てきた新しいドライアイ治療点眼薬です。どちらも眼表面にある粘液であるムチンを増やす効果があります。適応病名は乾性角結膜炎ではなく「ドライアイ」です。

□レバミピド（ムコスタ®）は胃薬がそのまま点眼に使われていますので，点眼後苦みを感じる方が多いのと，白い懸濁液のため点眼後数分間視界がかすみます。ジクアホソルナトリウム（ジクアス®）はムチンを増やすとともに涙液分泌も増加させるため，効果がありすぎると増えたムチン

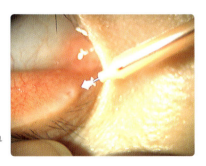

図11-1 シリコン製の涙点プラグ
現在日本での保険適応は2社あり，それぞれサイズ，デザインがいくつかある。

を眼脂のように感じたり，流涙になる方もいます。その場合には通常1日6回の点眼回数を4回程度に減らしてもらうとうまくいくようです。ジクアス®のほうが点眼開始後刺激感や充血を感じる方が多いのですが，慣れてくることがほとんどです。

☐ どちらの点眼も効果が出るまで2週間以上，時に数か月かかると報告されています。数回使っただけでは効果はわかりません。そして，どちらもすべてのドライアイ患者に効果が出るわけではありません。上輪部角結膜炎にはヒアルロン酸よりムコスタ®あるいはジクアス®が効果を上げること，糸状角膜炎（第7章，p83参照）にはジクアス®よりムコスタ®が効果がある，ということが現在わかっています。プライマリ・ケア医の場合，**ヒアルロン酸点眼が効果を上げなかったときに，この2つのうちどちらかを使ってみてよい**と思います。併用も保険上可能です。

〈涙点プラグ，血清点眼〉

☐ どちらもプライマリ・ケアで施行しようとすればできないことはない治療法ですが，重症ドライアイに対して行う方法のため，知識として知っておくだけでよいと思います。

☐ 涙点プラグはシリコン製のプラグを涙点に入れることで，涙の排出量を少なくする治療法です（図11-1）。コラーゲン製の溶けるプラグもあります。点眼治療の効果が出ない重症ドライアイに対して行われます。シリコンプラグは自然に取れてしまうこともあり，治療効果が出ても取れてしまう場合には外科的に縫合して閉じることもあります。

□ 血清点眼は患者の血清を5倍に希釈して点眼してもらう治療方法です[1]。重症ドライアイや遷延性角膜上皮欠損に治療効果を上げています。涙に含まれる微量な成分を点眼薬では完全に補うことができない，という考えに基づいています。Sjögren症候群やGVHDに伴うドライアイの場合，この血清点眼まで行わないと軽快しないこともありますが，血清点眼作成はどの施設でも行っているわけではありません。

文献
1) Tsubota K, et al: Treatment of dry eye by autologous serum application in Sjögren's syndrome. Br J Ophthalmol 83: 390-395, 1999 [PMID: 10434857]

COLUMN

● **間違えました！**

　世の中のいろいろなものが点眼瓶と似ているのね，と思うのは「間違えて点眼してしまいました」と患者さんが来院されるときです。有名な瞬間接着剤もそうですし，水虫の治療薬もです。養毛剤という人もいました。白癬菌検出薬を誤って点眼してしまった皮膚科ドクターの症例報告をたまたま見つけましたが，これは強アルカリのため結構重症になってしまったようです。ネットで見ることができます（白癬菌検出薬＆点眼で検索すると出てきます）。

第12章　どこから眼科？
　　　　　どこから皮膚科？

Q 帯状疱疹が眼の周辺に出た場合，眼科受診は必要ですか？

A 眼合併症が出るとステロイド点眼が必要なことが多いため，眼科受診をおすすめしてください

> **POINT**
> ・眼瞼に皮疹を伴う結膜炎は単純ヘルペスのことがあるので，ステロイド点眼は安易に処方しない
> ・眼部帯状疱疹はさまざまな眼合併症を起こすことがあり，その場合はステロイド点眼が必要なことがあるため眼科受診を勧める

■ヘルペスウイルスは眼科領域ではさまざまな病態を呈しますが，プライマリ・ケアに来るのは結膜炎症状を起こしたときと，帯状疱疹のときではないかと思います。眼科では主に角膜炎の治療となり，日本眼科学会のホームページにまとめられています[1]。

1. 単純ヘルペス性結膜炎

▶▶▶単純ヘルペスによる結膜炎はステロイドで悪化するので注意。

□単純ヘルペスの初感染時は症状がほとんど出ないこともあれば，結膜炎となるときもあります。その場合は濾胞性結膜炎となり，耳前リンパ節の腫脹・圧痛もあるため，アデノウイルスによる流行性角結膜炎と間違えやすくなります。流行性角結膜炎はその特徴でもある結膜の偽膜と多発性角膜上皮下浸潤が出てきた場合ステロイド点眼を処方しますが，ヘルペスの場合にはステロイド点眼を使うと悪化します。再発時にも結膜炎症状であったり，最近は成人の初感染もある単純ヘルペスなので，第6章(p71)でも述べたように**濾胞性結膜炎の診断に悩むときはNSAIDs**

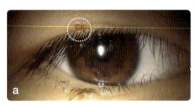
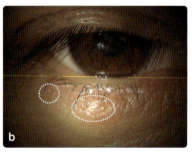

図12-1　単純ヘルペス性結膜炎
a：単純ヘルペス初感染による眼瞼炎と結膜炎。眼脂の訴えで受診した幼稚園児。上眼瞼に痂皮化が始まった皮疹（点線囲み）を認める。
b：成人のアトピー性皮膚炎に再発した単純ヘルペスによる眼瞼炎。アトピーが悪化したと他院でステロイド軟膏を処方されたが，特徴ある皮疹（点線囲み）が複数出てきたため，ヘルペスの再発ではないかと当院を受診。おそらく数日前は皮疹がはっきりしていなかったと思われる。

点眼を処方して悪化したら眼科受診を勧める，ということでよいと思います。

□ 皮膚に特徴あるdelleをもつ水疱，皮疹が出ていれば診断がつきやすくなります。典型的な皮膚症状は，びらん，ないし小丘疹が規則正しく並んでみられ，そのうちに癒合しますが，初期には皮膚の発赤だけだったり，皮疹も少数のときには（図12-1-a），「とびひ」と見分けがつかないときがあります。また，アトピー性皮膚炎があるとアトピーの悪化と診断されてステロイド軟膏を使用しより悪化することがあります（図12-1-b）。**アトピー性皮膚炎のある患者が単純ヘルペスを発症すると，ときにカポジ水痘様発疹症となり重症化しますので要注意**です。

□ 初感染時には角膜にみられる典型的な樹枝状潰瘍（図12-2）はみられません。また再発時の角膜炎に結膜炎や眼瞼ヘルペスが合併することもまれです。単純ヘルペス再発による角膜炎は，上皮型と呼ばれる樹枝状潰瘍になる場合と，実質型，内皮型のものがあります。樹枝状潰瘍はヘルペスウイルスそのものによる炎症のためステロイドは禁忌ですが，実質型はウイルスに対する免疫反応のためステロイドは必要です。

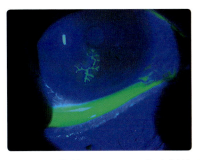
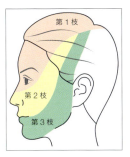

図12-2 単純ヘルペスによる樹枝状潰瘍(図9-3, p95を再掲)
この場合に眼脂などの結膜炎症状はない。

図12-3 三叉神経の分布
第1枝, 第2枝領域に帯状疱疹が出ると, 眼合併症が起きることがある。

2. 眼部帯状疱疹

▶▶▶眼の周りの帯状疱疹は眼合併症に注意。

- 三叉神経の第1枝, 第2枝領域(図12-3)に発症する帯状疱疹は眼部帯状疱疹と呼ばれ, 眼合併症を生じるときがあります。鼻に皮疹がみられると眼合併症が高率にみられます。眼合併症は非常に多彩です。結膜炎, 強膜炎, 上強膜炎, 角膜炎, 虹彩炎, 虹彩炎に伴う眼圧上昇などがあり, これらすべてにステロイド点眼の治療が必要なため, **眼部帯状疱疹は眼科での診療が望ましい**といえます。ステロイド点眼をうまく使わないと角膜瘢痕などの後遺症が出ることがあります。皮疹が出てからやや遅れて眼症状が出ることが多いのと, 皮疹が消褪後もウイルスに対する免疫反応による角膜炎がみられることもあり, しばらく眼科での診察が必要です。まれに動眼神経麻痺, 眼筋麻痺, 網膜血管炎, 視神経炎などがみられます。
- 単純ヘルペスの皮疹と比べ, 帯状疱疹の皮疹は神経の走行に沿うこともあり診断は容易です。時に皮疹はなくても, 眼部帯状疱疹に特徴的な眼合併症を呈する場合があります。
- 当然抗ウイルス薬のアシクロビル全身投与は行います。眼周囲の皮疹のみで他に眼症状を認めない場合局所投与は必要ありませんが, 鼻に皮疹がある場合, そして皮疹が睫毛の内側や角膜上皮に接する場合にはアシクロビル眼軟膏を併用します。

3. 眼瞼腫脹

☐ アレルギー性結膜炎の症状が強いと眼瞼も腫れます。花粉症のように定期的に症状が出る場合には，結膜炎症状もあるため診断は容易ですが，時にアデノウイルスによる結膜炎でも同様の症状で来院することがあるので注意が必要です（6章，p67参照）。抗ヒスタミン薬の点眼，内服，そして短期間であればステロイド点眼薬を使用します。こすりすぎて皮膚がびらんとなっていればステロイド眼軟膏も併用してください。

☐ アトピー性皮膚炎は症状が眼瞼皮膚だけのことはまずないので診断に悩むことは少ないでしょう。眼瞼皮膚の症状が強い場合，外用ステロイドのミディアムクラス（アルメタ®，ロコイド®，キンダベート®など）を1週間使ってタクロリムス（プロトピック®）軟膏へ切り替えます。プロトピック®軟膏は使用時に刺激感を伴うため，低濃度の小児用を使うこともあります。アトピー性皮膚炎は保湿が大事なので，ワセリン（プロペト®，サンホワイト®，プラチナベース®など）も併用します。

☐ アトピー性皮膚炎にアレルギー性結膜炎は必ずしも併発しないのですが，かゆみがあれば抗ヒスタミン点眼薬を使います。かゆみが強いときにはステロイド点眼あるいはタクロリムス（タリムス®）点眼を使いますが，ステロイドによる眼圧上昇の副作用などを考えると重症例は眼科での診察をおすすめします（タリムス®点眼の保険適用は春季カタルのみ）。

☐ 接触皮膚炎では皮膚の発赤，浮腫，搔痒感，びらんが見られます（13章，p128も参照）。ステロイド眼軟膏を塗布し，かゆみが強い場合は抗ヒスタミン内服も処方します。点眼薬や眼軟膏が原因の場合は結膜と皮膚の両方に症状が出るため，開瞼できないほど炎症が強くなることがあります（図12-4）。

☐ 食物依存型運動誘発アナフィラキシーとは，アレルギーのある食物を食べたあとに運動をする，あるいは鎮痛薬などを飲むことで起きる全身性の蕁麻疹とアナフィラキシーです。食物を含む石鹸により皮膚の薄い眼瞼で感作が起き，原因食物を摂取すると眼瞼が腫れる症状になることがあります。加水分解小麦を含む石鹸による発症が有名です。治療は抗ヒスタミン薬内服です。

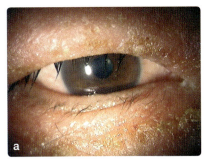
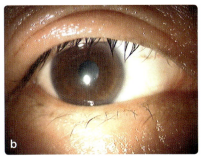

図12-4　点眼薬による接触皮膚炎
a：アレルギー性結膜炎に対し処方されたケトチフェンフマル酸塩点眼による接触皮膚炎。結膜充血，眼瞼皮膚の腫脹，びらんが見られる。
b：原因となる点眼薬を中止し，ステロイド点眼と軟膏に切り替えて二週間後。皮膚の状態も結膜炎も軽快している。

□以上，アレルギーによる眼瞼腫脹をあげましたが，他によく見られるものとしては，眼瞼内の腫瘤であれば霰粒腫，炎症を伴って腫れていれば虫さされか急性霰粒腫，非炎症性浮腫としては腎疾患，心疾患，甲状腺疾患が考えられます。涙腺部分の腫瘤は片側であれば涙腺腫瘍，両側はIgG4関連疾患を考えますが，それほど多い疾患ではありません。

4．眼科，皮膚科どちら？

□患者によく聞かれるのが「眼の周りの病気は眼科に行けばよいのか，それとも皮膚科を受診するのか？」ということです。住み分けとしては，睫毛より内側は眼科，眼窩の骨より外側は皮膚科，眼瞼はどちらでも，という感じです。ただし，霰粒腫の切開は眼科で行うものですし，眼瞼皮膚にできた老人性疣贅は皮膚科で対応します。美容目的ではない二重瞼手術は眼科でも行います。

文献
1) 木下　茂，他：感染性角膜炎診療ガイドライン第2版．日本眼科学会雑誌117：467-509, 2013
　　▶日本眼科学会によるガイドラインです。以下よりダウンロードできます。
　　http://www.nichigan.or.jp/member/guideline/kansen2.jsp（2019年2月26日閲覧）

第13章　点眼薬の基礎知識

Q 市販の点眼薬は効果がないのでしょうか？
A 眼精疲労，ドライアイ，アレルギー性結膜炎を治療対象としたもの，そして抗菌点眼薬はある程度効果があります

> **POINT**
> ・必要量は点眼薬は1滴，軟膏は1cm
> ・開封後は長くても1か月で廃棄する（開封後7日，10日，で廃棄という点眼薬もある）
> ・NSAIDs点眼薬を使いこなす
> ・市販の点眼薬もそれなりに効果はある

■基本的すぎて教科書にもあまり書いてない，しかし患者にはよく聞かれるような点眼薬についての話をまとめてみました。

1. 点眼・点入方法

▶▶▶点眼，軟膏の入れ方のコツ。

□患者に点眼するときは，上を向いてもらい（と言うと視線だけ上に向ける方が多いので，「顎を上げて上を見てください」と説明します），下眼瞼を下に引いて点眼します（図13-1-a）。患者が自分で点眼するときも同じ方法になりますが（図13-1-b），うまくできない場合，以下の❶～❸の方法を伝えます。

〈より簡単な点眼方法〉
❶横になる
□横に寝て点眼するだけで楽にできる方がいます。

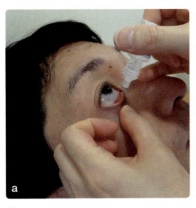 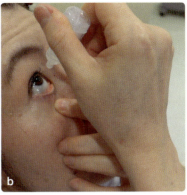

図13-1　点眼方法
a：患者に点眼する方法。顔も眼もしっかり上を見てもらったほうが，点眼しやすくなる。
b：自分で点眼する方法。患者のなかには角膜中央に滴下しなくてはならないと思っている方がいるので，結膜嚢に入ればよいと説明する。

❷握りこぶしを使う
□頬に握りこぶしを作って乗せ，点眼瓶を持った手をその上に固定すると眼に入りやすくなります（図13-2）。
❸製品を使う
□点眼瓶を固定する製品が売られていますので，常用する点眼薬があるようならこれもおすすめです。

□また，子どもに点眼する場合，固定してくれる人がいなければ自分の大腿部に子どもの頭をはさみこんで点眼します。一番楽で確実な点眼方法は，寝ているときに内眼角に薬液をたらし，そっと下眼瞼を引き下げる方法です。目尻の皮膚を耳側に引いても大丈夫です。
□**点眼後に軽く眼を閉じ涙嚢部圧迫を数分行うと，鼻からのどに落ちていく薬液を減らすことができます。**数分閉瞼しているだけでも同じ効果が得られます。本来点眼薬は眼表面から吸収させたい薬であり，体に吸収されることで起きる副作用を少なくする方法です。
□軟膏を結膜嚢に入れることは「点入」といいます。軟膏は麦粒腫の治療時などに結膜嚢に入れる方法，眼瞼炎の治療のため皮膚に塗布する方

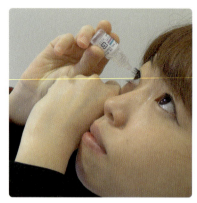

図13-2　握りこぶしを使う方法
点眼瓶を持つ手が安定しないためにうまく点眼できないことも多い。頬の上に握りこぶしを作り，その上に点眼瓶を持った手を保定するとうまく点眼できる。

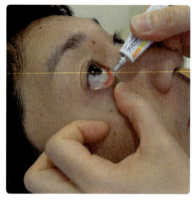

図13-3　軟膏の点入方法
点眼と同様に結膜嚢に入れる（皮膚に塗布する場合もある）。

法，眼瞼縁に綿棒で薄く塗る方法などがあります。皮膚に塗布するときは指に取ってのばします。結膜嚢に入れるときは綿棒に軟膏を取って入れてもよいですし，チューブから出したものを直接入れても構いません（図13-3）。閉瞼してもらうと軟膏がそこで切れます。チューブの口をティッシュで拭って蓋をしてください。自分で軟膏を点入するときは鏡を見て行います。

2. 点眼は1滴，点入は1 cm

▶▶▶ 点眼瓶は1滴があふれるような量に設計されている。

- 点眼の1滴は大体40〜50 μLに設計されています。結膜嚢に保持できる量は30 μL程度ですので，点眼すればあふれることがほとんどです。あふれたからと何回も点眼する患者がいますが，**点眼は1滴で十分**です。
- 処方薬の点眼瓶はほとんどが5 mLの容器です。検査用の点眼薬には10 mLのものもあり，白内障治療薬のカタリン®点眼は15 mL，1日1回の緑内障治療薬は1瓶2.5 mLです。

- □ **軟膏を結膜嚢に点入する場合は約1cm分を入れます**。抗菌薬の軟膏1cmに含まれる薬剤量と，抗菌点眼薬1滴に含まれる薬剤量が同じであるために1cmという量が勧められていますが，多く入れても問題はありません。皮膚側に塗る場合には薄く塗布する程度で大丈夫です。
- □ 上眼瞼に麦粒腫がある場合に抗菌薬軟膏を処方すると患者はどのように使うのか悩むようです。上眼瞼に病変があっても，下眼瞼結膜嚢に軟膏を入れることで結膜側から吸収されますし，余った軟膏を皮膚側から塗ってもらっても構いません。

3. 点眼の順番

▶▶▶ 点眼は水性，懸濁，ゲル化，油性の順。

- □ 何種類か点眼を使う場合の基本的な順番は，**水性，懸濁，ゲル化，油性の順**です。たとえば，抗菌薬，フルオロメトロン（懸濁性のステロイド点眼），軟膏の順となります。水性の点眼薬が複数処方されている場合には，一番効かせたいもの，点眼回数の少ないもの，刺激の強いものをあとに点眼することが勧められています。
- □ 複数の点眼薬を使う場合には，**点眼と点眼の間は5分以上あけて**もらってください。点眼後約5分で点眼液が眼表面から消えていくからです。眼表面に長く残るゲル化点眼，そして懸濁の点眼は10分以上あけて次の点眼を使ってください。ゲル化点眼は直前に他の点眼を使った後も10分以上あけて使ってください。

4. 点眼薬の保存

▶▶▶ 処方薬は開封後長くても1か月で廃棄する。

- □ **ほとんどの処方点眼薬は開封後1か月で廃棄するもの**です。多くの患者が誤解していますが，点眼瓶に書いてあるのは未開封の場合の使用期限です。溶解して使用する抗菌点眼薬のセフメノキシム塩酸塩（ベストロン®）は，溶解後7日で廃棄してください。後述する人工涙液のOTC薬，ソフトサンティア®，ロートソフトワン®点眼液は開封後10日で廃棄となります。
- □ 遮光が必要な点眼薬は多いのですが，冷蔵が必要なものは意外に多くあ

りません。炎天下や真夏の車内ダッシュボードに放置しない限り，室温で保管して問題ないものがほとんどです。詳しくは添付文書を確認してください。室温に置いてあった点眼液では眼に入ったかどうかわかりにくい，と感じる患者もいますので，冷蔵保管でも構いません。凍らせない限り冷蔵しても大丈夫です。ただ，軟膏は冷やすと固くなりチューブから出にくくなってしまいますので，室温保存をおすすめします（例外として，バンコマイシン眼軟膏は2〜8℃保存となっています）。

☐「目薬に異物が入っている」という場合のほとんどは患者の眼脂です。気づかないうちに点眼瓶の先は眼表面に触れています。患者の多くは開封した点眼薬であっても冷蔵庫に入れておけば，ほぼ永遠に使えると思っているので注意が必要です。

5. コンタクトレンズをしているとき

▶▶▶ワンデータイプのレンズとハードレンズであれば，ほとんどの点眼薬をレンズの上から使っても問題ない。

☐数十年前はコンタクトレンズをしているとその上から点眼を使うことはできず，必要な場合にはレンズをはずして点眼すること，とされていましたが，大体の原則を知っていればレンズの上から点眼しても構わないことがわかっています。1日に数回使う点眼薬のためにレンズをはずしてまた装用することを繰り返していると，かえってレンズ汚染の機会が増えてしまうこともあります。ただ点眼処方をするということは何らかの眼の症状があるわけなので，レンズの上から点眼していても調子が悪くなるようなら眼科受診を勧めてください。またレンズが原因の炎症の場合には当然レンズ装用は中止です。

☐**ワンデータイプの使い捨てレンズとハードレンズであれば，ほとんどの点眼薬をレンズの上から使っても問題ない**といえます。寿命が約1年のソフトレンズの場合には，「コンタクトレンズの上から点眼できる」とされている点眼薬以外はほぼ使えないと思ってよいでしょう。コンタクトレンズ装用中も使用可能な市販の点眼薬は，現在は防腐剤の塩化ベンザルコニウムが入っていないものが主流です。眼科で使用をおすすめする人工涙液のOTCは，主成分は生理食塩液であり塩化ベンザルコニウ

ムが入っていないのでどのレンズでも使ってもらって構いません。
- □2週間あるいは1か月の定期交換型ソフトレンズの場合，点眼薬に含まれている防腐剤の塩化ベンザルコニウムがレンズに吸着して角膜上皮障害を起こす可能性がある，というのが一番問題になると思いますが，処方薬の場合は防腐剤の濃度がそれほど高くないので，実際に使っていてもほとんど何も起きません。心配であれば塩化ベンザルコニウムが入っていないものがおすすめです。
- □抗菌点眼薬で塩化ベンザルコニウムが添加されていないのは，タリビッド®，クラビット®，ガチフロ®，ベガモックス®，ベストロン®などです。
- □抗ヒスタミンの点眼薬のうち塩化ベンザルコニウムが添加されていないのは，アレジオン®，ケトチフェンPF点眼液0.05％「日点」です。
- □ドライアイ治療薬のヒアルロン酸点眼で塩化ベンザルコニウムが添加されていないのは，1回使い捨てのヒアレイン®ミニ(0.3％は後発品多数あり。0.1％は2019年3月現在先発品のみ)，フィルターつきのヒアルロン酸ナトリウムPF点眼液0.1％「日点」，そのほか後発品は多数添加なしのものがあります。
- □眼表面のムチンを増やすドライアイ治療薬(第11章，p112参照)のジクアス®は防腐剤が塩化ベンザルコニウムより変更となり，コンタクトレンズ使用中に点眼しても問題がなくなりました。ムコスタ®は防腐剤なしの使い切りタイプです。懸濁液ですが，定期交換型コンタクトレンズの上から使っても問題は生じないようです。
- □緑内障の治療点眼薬は現在1日1，2回のものが主流ですので，コンタクトレンズ使用とはあまり関係がないといえます。レンズを入れる前と外したあとに点眼してもらってください。眼軟膏はかなりべたつきが出ますので，使ったあとにレンズ装用すると見えにくくなります。軟膏を使用する場合はコンタクトレンズ装用を休むか，就寝前だけ軟膏を使ってもらいます。

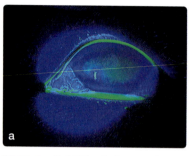 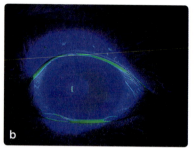

図13-4 防腐剤の塩化ベンザルコニウムによる角膜障害(a)と塩化ベンザルコニウム添加の点眼3種類と眼軟膏を中止して2週間後(b)
a：フルオレセイン染色は角膜上皮のみにみられ，結膜は染色されていない。
b：角膜上皮障害は治癒し，フルオレセイン染色はみられない。

6. 防腐剤について

▶▶▶点眼薬に含まれる防腐剤は時に眼表面に傷を作る。

□点眼薬には防腐剤のほか安定剤などいろいろなものが添加されていますが，**眼表面に傷を作ることが多いのは防腐剤の塩化ベンザルコニウム**です。使い切りの容器や特殊フィルターを装着してこの防腐剤を添加しない工夫は昔から行われています。最近は塩化ベンザルコニウムを加えずホウ酸だけでも開封後1か月の使用が可能な処方点眼薬も出てきました。

□緑内障治療薬の点眼は1日1，2回ですが，それでも眼表面に傷ができる方がいます。ドライアイがあり，涙で眼表面の薬剤を洗い流しにくい場合に影響が出やすいといわれていますが，点眼の種類，点眼回数が増えても塩化ベンザルコニウムの副作用は出やすくなります（図13-4）。

7. NSAIDs点眼

▶▶▶炎症に対してはまずNSAIDs点眼。

□内科で診断に迷い，抗炎症のためにステロイドを使ったほうがよさそうだがどうしようと悩むとき，**非ステロイド性抗炎症薬（NSAIDs）の点眼薬を使ってみると効果的なことがあります**。一番よく遭遇するのはソフトコンタクトレンズを長時間装用してしまい痛い，という患者です（図

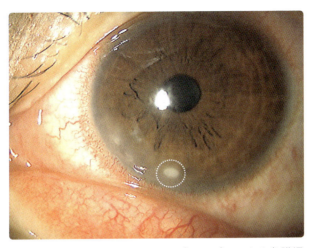

図13-5 ソフトコンタクトレンズトラブルによる角膜浸潤（点線囲み）

13-5）。鏡で見てわかるくらいの白色病変があり充血，痛みを伴いますが，これは感染ではないので低濃度のステロイドがよく効きます。が，このような症状を呈して受診する，ということは，コンタクトレンズの使い方が正しくないことも多く，そのような患者にステロイドを処方することは眼科でもためらうことがありますし，救急科に受診した場合にはステロイド点眼処方はしにくいと思います。NSAIDsの点眼は弱いながら鎮痛効果もあるためこうした場合に役立ちます。

□ NSAIDs点眼はプロスタグランジン合成阻害薬としていくつか種類はありますが，眼科の術後にしか保険適応がないものもあり，結膜炎などの病名で処方できるものは，プラノプロフェン（ニフラン®，後発品はプロラノン®，ムルキナ®など），ブロムフェナクナトリウム水和物（ブロナック®，後発品はブロムフェナクNa点眼液）の2種類です。角膜上皮障害を起こすことがあるので，長期使用はやめたほうがよく，この点眼を使っても症状が数日で引かないようならやはり眼科受診をしてもらったほうがよいでしょう。

8. 薬剤による接触皮膚炎

▶▶▶ フラジオマイシン硫酸塩配合の眼軟膏で接触皮膚炎を起こすことあり。

- 眼瞼皮膚のいわゆる「ただれ」に処方されることの多いステロイド軟膏ですが，その薬剤で接触皮膚炎になってしまうことがあります。眼科で処方後症状が悪化すると皮膚科に行ってしまう患者が多いようで，皮膚科医の間では有名な副作用です。
- ステロイドの眼軟膏はデキサメタゾン(サンテゾーン®)，プレドニゾロン(プレドニン®)，ベタメタゾン(リンデロン® A)，メチルプレドニゾロン(ネオメドロール® EE)の4種類です。このうち**リンデロン® Aとネオメドロール® EE眼軟膏にアミノグリコシド系のフラジオマイシン硫酸塩が配合されていて，この成分にかぶれる方がいる**ので要注意です。
- 点眼ではケトチフェンフマル酸塩(ザジテン®点眼)，抗緑内障点眼薬，そして点眼薬に含まれる防腐剤である塩化ベンザルコニウムが接触皮膚炎を起こしやすく，点眼のため皮膚症状だけでなくアレルギー性結膜炎の症状も見られます(12章参照，p118)。
- なお眼軟膏のステロイドは皮膚科で処方されるステロイド軟膏と比較するととても弱いものです。眼瞼の皮膚が薄く薬剤の吸収がよいため，通常は弱いステロイド軟膏で十分なことがほとんどです。

9. 人工涙液

▶▶▶ 洗眼は，薬剤，防腐剤の入っていない人工涙液点眼で。

- 眼科を受診するほどではない軽いドライアイや，花粉症の時期などに眼を洗ってほしいとき，感染症ではない眼脂を洗いたいときなどに使ってもらう点眼です。**防腐剤の塩化ベンザルコニウムが入っていない人工涙液には，OTC薬のソフトサンティア®とロートソフトワン®点眼液**，点眼型洗眼薬としてウェルウォッシュアイがあります。ソフトサンティア®はねじって開栓するタイプ，ロートソフトワン®は個別包装で防腐剤フリーとなっています。どちらも4本1箱で値段はほぼ同じくらいで小売りされています。開栓後はどちらも10日で廃棄してもらいます。ウェルウォッシュアイは1か月使えます。処方薬の人工涙液マイティア®には塩化ベンザルコニウムが入っています。

第13章　点眼薬の基礎知識

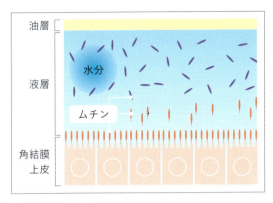

図13-6　涙液層
眼表面に広がるムチンの上に液層が広がり，その液層の中にもムチンが溶けこんでいる。一番表面は油層で蒸発を防いでいる。

□ 点眼薬をかなり頻繁に（10分おきに，という方もいます）使っている方が時々いるのですが，**防腐剤が含まれている点眼薬であれば頻回点眼することによりその副作用が出やすくなり**，また，防腐剤フリーの人工涙液も点眼しすぎるとかえって眼の乾きを感じるようになります。なぜなら眼表面には粘液であるムチンが発現し，その上に広がる涙液層にもムチンは溶け込んでいます。表面は油層でカバーされています（図13-6）。ここに点眼するということは，眼表面を守っているこれらの層をかき乱すことになるわけなので，防腐剤フリーの人工涙液であっても，**あまりにも頻回点眼しているとかえってドライアイ症状が出てしまうのです。**
人工涙液を点眼するのは多くてもせいぜい1日10回程度でしょう。

□ 人工涙液の使用上の注意に「緑内障の診断を受けた人は使用前に医師，薬剤師または登録販売者にご相談ください」とありますが，緑内障の患者がこの点眼を使ってもまったく問題ありません。進行した緑内障による視力低下をドライアイと勘違いしてこの点眼薬を使い続けてはいけない，という理由があるそうです。

129

10. 市販の点眼薬

▶▶▶ 市販の点眼薬は症状に合ったものを。

- 市販の点眼薬は効果がないわけではありません。患者には「使ってみて数日でよくならなければ，違う薬が必要か，診断が間違っているので眼科受診をしてください」と勧めています。花粉症のシーズンに眼がかゆいのに「疲れ目用」の点眼薬を使う方もいたりします。点眼薬なら何でもよいだろうと思っている方も多いので，薬剤師のいる薬局で相談してもらうのが確実です。

- 市販の抗菌点眼薬には処方薬に使われる抗菌薬ではなくサルファ剤が入っています。麦粒腫の軽い炎症であればこれで治癒することもあります。市販の抗菌点眼薬に抗ヒスタミン薬が入っていることが多いのは，眼の充血が感染なのかアレルギーなのか鑑別がつかないからということなのでしょう。どちらにしても数日で効果が出なければ眼科を受診してもらってください。

- 抗アレルギー薬は抗ヒスタミン薬のザジテン®がスイッチOTCとして売られていますし，クロモグリク酸ナトリウムやクロルフェニラミンマレイン酸塩が配合されているものがあります。ドライアイ用はコンドロイチンやヒアルロン酸が入っている点眼薬が売られています。ただし処方薬と比べて濃度は薄いので，効果が出にくいこともあります。

- **市販の点眼薬でおすすめしないのは，「充血を取る」とうたっている血管収縮薬が入っているもの**です。血管収縮薬には，ナファゾリン塩酸塩，テトラヒドロゾリン塩酸塩，フェニレフリン塩酸塩などがあり，使い続けていると効果がなくなり，かえって充血が目立つようになってしまいます。病的な充血にはそれぞれ理由があるので，その原因に応じた治療をおすすめしています。

11. 洗眼は必要？

▶▶▶ 日常的な洗眼は不要。

- 基本的に**薬品が眼に入ったとき以外に眼は洗う必要はありません**。「眼科での洗眼処置は？」と言われそうですが，現在洗眼をルーチンで行っている眼科は少ないと思います。よい抗菌点眼薬がなく，洗眼するしか

治療法のなかったトラコーマ流行時代の名残といえます。花粉症の時期に眼に入った花粉を洗い流すには人工涙液や点眼型洗眼薬を使ってもらいます。眼科で行う洗眼処置は生理食塩液を使って，眼の内側から外へ洗い流します。いわゆる目洗いカップは，眼周囲の皮膚部分も同時に洗いますし，水道水で眼を洗うと眼表面に傷ができるので，おすすめしていません。

□患者のなかには未だにトラコーマが日本でみられる疾患と思っている方がいます。かつて感染した跡の角膜新生血管や睫毛乱生が残っている高齢者を診察することはありますが，現在の日本でトラコーマの原因であるクラミジアは性行為感染症を起こすものです。結膜炎症状も起こしますが，成人では単独発症ではなく性行為感染症に伴う結膜炎，新生児は産道感染による結膜炎です。

12．眼帯は必要？

▶▶▶眼帯は必須ではない。

□眼帯が必要になることは意外に少ないと思います。白内障の術後もガーゼを使うと片眼になり危ないため保護メガネや透明眼帯が多くなっています。霰粒腫切開後は血がにじむことが多いのでガーゼ眼帯をしてもらいますが，昔からある紐付き眼帯ではなく貼る眼帯が一般的になりました。

□麦粒腫や結膜下出血，結膜浮腫があるときに，見かけを気にして眼帯を希望する患者が多いのですが，治療としてつける意味はありません。角膜の傷が多く痛みを伴う場合には軟膏を入れて眼帯をしたほうが楽になることもあります。就学前の子どもは弱視の可能性があるので，見えなくなるような眼帯を使ってはいけません（弱視については第18章，p167参照）。小児の眼科術後は両眼に眼帯をしたり，透明眼帯にして，片眼視覚遮断にならないように工夫しています。

13．患者によく聞かれること

▶▶▶点眼は子どもも大人と同じ用量で処方する。

〈子どもなのに大人と同じ目薬で大丈夫？〉

▶内服薬と異なり，点眼薬には小児用量がありません。市販の「子ども

用」として売られている点眼薬は刺激性が少なく，しみないだけです。

〈寝る前に点眼して大丈夫なの？〉
▶就寝時は涙の分泌がないので，厳密にいうと就寝直前に点眼した薬液が高濃度に眼表面に残る可能性はありますが，ほとんど問題になりません。かつて点眼薬に添加されていたエチル水銀チオサリチル酸ナトリウム（商品名：チメロサール）は就寝前に使うと角膜障害を起こすために「寝る前の点眼はダメ」といわれていましたが，現在では入っている点眼薬はありません。1日4回の点眼でしたら，朝，昼，夕，寝る前，に使ってもらって構いません。

〈処方された薬がしみないけど効果が落ちるのでは？〉
▶市販の「しみる」点眼薬はメントールなどが添加されているものです。これは薬の効果とまったく無関係です。刺激性のある点眼薬のほうが売れるから，しみるように作られているそうです。

〈目薬は両目にさすものでしょう？〉
▶症状のある眼を治療するので，片方の眼だけに使うこともあります。

〈袋や点眼瓶の蓋の色でどの薬かわかりますよね？〉
▶これは症状から見当がつくこともあれば，まったくわからないこともあります。特に最近は後発薬処方が増えてきましたので，色で区別ができないことが多くなりました。先発薬と同じ色の蓋の後発薬もあれば，まったく異なる外観の後発薬もあるからです。薬の名前が覚えられないようであれば，おくすり手帳か点眼薬の実物を持ってきてもらったほうが確実です。

14. 処方点眼薬の検索方法

□医療関係者の使用に限られていますが，日本眼科用剤協会が後発品まで含むすべての点眼薬，眼軟膏を写真つきでネット上に掲載しています（http://gankayozai.jp/list/index.html）。

第14章 「緑内障治療中ですが大丈夫？」と聞かれたら

Q 処方しようとした内服薬が「緑内障禁忌」となっていますが，緑内障治療中の患者には使えないのでしょうか？

A 開放隅角緑内障であれば問題ありません

> **POINT**
> ・緑内障禁忌の薬剤を使っても開放隅角眼であれば眼圧が上昇することはない
> ・日本人の緑内障のほとんどは開放隅角緑内障
> ・隅角が狭い方は眼科を受診していれば何らかの処置を受けているので，緑内障禁忌の薬も使えることがほとんど

■「緑内障禁忌」となっている薬剤は散瞳を起こすことがあるため，隅角の狭い眼には使えませんが，日本人の緑内障はほとんどが開放隅角緑内障です。そして隅角が狭いと眼科で治療しますので，眼科にかかったことのある患者であれば，まずどの薬を使っても構いません。

1. 開放隅角と閉塞隅角

▶▶▶隅角の狭い眼は散瞳で眼圧が上がることがある。

□眼球内の水＝房水（ぼうすい）は虹彩の裏にある毛様体で作られ，瞳孔領から前房に流れ出て，隅角にある線維柱帯からシュレム管へと流れていきます（図14-1-a）。緑内障の分類の1つにこの隅角のタイプで分けるものがあり，開放隅角緑内障，閉塞隅角緑内障と病名がつきます。閉塞隅角緑内障は構造上の問題であり，房水の排出路が狭いために眼圧が上がります。開放隅角緑内障の場合には，排出路である線維柱帯が目詰まりするために眼圧が上がります。患者数が最も多く，眼圧の上がらない正常眼圧緑内

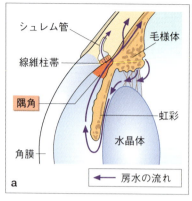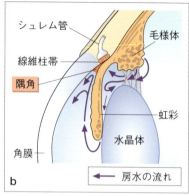

図14-1　開放隅角(a)と閉塞隅角(b)
a：毛様体で作られた房水は虹彩の裏を通り，線維柱帯からシュレム管へと流れていく。この線維柱帯のある，角膜と虹彩根部で作られる空間を「隅角」と呼ぶ。
b：隅角の狭い眼が散瞳すると，虹彩根部が隅角を塞ぎ，房水の排出を阻害するため眼圧が上昇する。

障は開放隅角緑内障です。眼圧が上がらないのになぜ視神経が障害されるのかには諸説あります。
- **隅角の狭い眼が散瞳すると，虹彩根部が隅角を塞ぎ眼圧上昇を起こすことがあります**(図14-1-b)。いわゆる「緑内障発作」と呼ばれている状態です。**「緑内障に禁忌」とされている薬剤は散瞳することがあり，そのために狭隅角の眼の方には使えません**。理由はこれらの薬剤により「眼圧が上がるため」と説明されていることがありますが，直接眼圧を上げるのではなく隅角を閉塞するためです。ステロイドで眼圧が上がるという副作用は隅角とは関係なく，体質のようなものです。眼圧が上昇するかどうかは使ってみてチェックするしかありません(定義上「緑内障」は視野に変化がある状態なので，狭隅角，閉塞隅角という説明になります。隅角が狭いだけでは緑内障になりません)。

2. 隅角の狭い患者が眼科を受診したら

▶▶▶ 眼科を受診したことがない患者に緑内障発作を起こしやすい眼が多い。
- 眼科ではまずほとんど全員を細隙灯で診察し，その時点で隅角が狭いか，広いかをチェックします(図14-2)。Van Herick法と呼ばれる隅角評

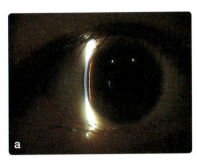
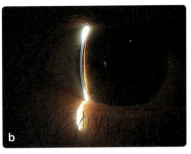

図 14-2 Van Herick法
a：近視眼で隅角が広い症例。白色のスリット光とその後ろの虹彩までの前房深度を観察。
b：遠視眼で隅角が狭い症例。やや角膜厚が薄く，前房深度が a より浅い。

価法です。耳側60度からスリット光を輪部にあて，角膜の厚みと前房深度の比較で判定しています。細隙灯だけで判定が難しい場合には隅角鏡と呼ばれるミラーつきレンズでも観察します。このレンズで見ると，隅角の広さだけでなく器質的に閉塞しているかどうかもわかります。

☐ 隅角が狭い，と判定された場合，現在緑内障となっていなくても，将来的に緑内障発作を起こす可能性がありますので，レーザーで虹彩切開をするか，白内障がすでにある患者であれば手術を勧めます。水晶体を人工レンズに取り替えることで，水晶体の前方移動により隅角が閉塞するという状態を起こさないようにできるからです。白内障手術を両眼ともに受けている方は，緑内障発作を起こすことはありません。

☐ これらの理由から隅角の狭い患者がすでに眼科を受診しているなら，何らかの処置が行われているため，散瞳する薬を使って問題ありません。閉塞隅角緑内障の治療をしている眼で散瞳が望ましくない場合，そしてまれに加療を拒否されている方もいますが，少数派といえます。そして日本人の緑内障のほとんどは開放隅角緑内障です。そのため**「眼科で緑内障の治療をしている」患者は，隅角が開放か，閉塞であっても処置済み，となることがほとんどです。**

☐ 隅角が狭い眼は遠視の方に多いのですが，遠視であれば若いころ視力がよいために眼科にかかる機会が少なくなります。そのように考えると，今まであまり眼科にかかったことのない患者に緑内障発作を起こしやすい眼が多いわけなので，「緑内障と言われていますか？」という質問だ

けでは散瞳禁忌の眼を探すのは難しいといえます。人間ドックで眼科医の診察が行われるところはまずないため，ドックを受けていたとしても隅角の状態はわかりません。

3. 緑内障禁忌の薬を投与するとき

▶▶▶ペンライトで隅角の広さをチェックできる。

□散瞳する薬剤を使用する前に全員眼科での診察をすれば確実に安心して投与ができますが，これは現実的ではありません。眼科を受診したことがない狭隅角をプライマリ・ケアで見つけ出せるか，ということになります。若い，そして近視がある，という方で隅角が狭いことはまず少なく，裸眼で過ごしている中高年女性が一番怪しいといえます。狭隅角は女性に多く，また加齢とともに隅角は狭くなるからです。下記に述べるペンライトでのチェック法で検出できれば一番簡単でよいと思いますが，これもある程度経験が必要です。

〈ペンライトによる隅角チェック〉

□細隙灯がない場合には**ペンライトである程度隅角の広さは判定可能**です。角膜輪部に真横から光をあてると隅角が広い場合は前房内全体を照らすことができますが（図14-3-a），隅角が狭いと虹彩に邪魔をされて前房内を照らすのが難しくなります（図14-3-b）。正面から観察すると，隅角が広いと虹彩全面が光を受け（図14-4-a，14-5-a），隅角が狭いと光源の反対側に影ができます（図14-4-b，14-5-b）。ペンライトを横90度にあてるのがやや難しい感じですが，実際にやってみると，隅角が広く前房深度が深い眼の場合には簡単に虹彩全面を照らすことができ，隅角が狭く前房が浅い眼の場合には虹彩全体になかなか光をあてられない，という感じです。

□身の周りにいる若い近視眼でやってみて光の当たり方の感覚をつかみ，その後何人かで行ってみるとよいでしょう。

〈1つの考え方〉

□40歳以上を調べた大規模スタディである「多治見スタディ」[1]では，原

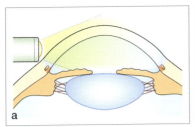 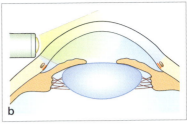

図14-3 ペンライトによる隅角の判定方法
a：輪部から光をあてた場合，隅角が広いと虹彩に遮られず虹彩全面を照らせる。
b：隅角が狭いと虹彩に遮られて虹彩全面を照らせない。

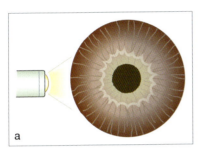 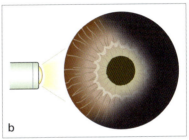

図14-4 ペンライトによる隅角の判定方法（正面からみたイメージ図）
a：図14-3-aを正面からみたイメージ図
b：図14-3-bを正面からみたイメージ図

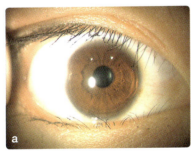 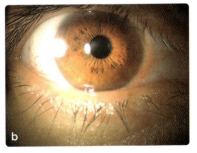

図14-5 ペンライトによる隅角の判定方法（実際の写真）
a：図14-2-aの眼に耳側からペンライトをあてると虹彩全面に光があたる。
b：図14-2-bの眼では光源と反対側の鼻側の虹彩に光はあたっていない。a症例と比較して虹彩の色が淡いため明るく照らされているように見えるが，影で判定する。

発閉塞隅角緑内障は0.6％と報告されています。昔から閉塞隅角緑内障が多いことが知られているエリアで行われた「久米島スタディ」では，原発閉塞隅角緑内障は2.2％と多く，隅角が閉塞していてもまだ緑内障になっていない原発閉塞隅角症は6.0％でした[2]。

□ 地域によってはかなりの数の閉塞隅角の方がいるということです。とはいうものの，薬剤を使って眼圧が急激に上がった，という患者に出会うことは実際の外来ではそれほど多くありません。散瞳する薬は次項に挙げたように，特殊な薬ではなく一般的な薬がほとんどです。これらの薬が投与されている患者数を考えても，狭隅角，閉塞隅角の眼をもつ患者全員が薬剤により眼圧上昇するとは考えにくいです。

□ このように考えてくると，**眼科にかかったことがある，そして近視であれば，まずどの薬を使っても問題ありませんし，もし心配であればペンライト法でチェック**してみる，ということでよいでしょう。

□ 緑内障の原因となる偽落屑症候群と呼ばれる状態では，開放隅角であっても散瞳により眼圧が上がることがあるので，隅角のチェックだけでは限界があることも覚えていてください。

4. 散瞳する薬いろいろ

▶▶▶ 緑内障に禁忌とされる薬は散瞳する薬。

□ **「緑内障に使えない薬＝散瞳する可能性がある」**ので，**隅角の狭い眼に使うときは要注意**，ということです。眼科の散瞳薬以外は抗コリン作用のある薬，そして交感神経刺激薬が含まれます。あまりに薬の種類が多いので分類だけを表14-1に挙げておきます。詳しくはそれぞれの薬剤を処方するときに禁忌の項目をチェックしてください。

□ 緑内障禁忌の薬剤を継続処方している場合には，一度は眼科受診を（少なくとも眼圧測定を）したほうがよいでしょう。自覚症状がなくても眼圧が上がっていることがあるからです。また，もともと開放隅角であっても加齢とともに閉塞隅角になることがあります。眼圧と眼底写真は健康診断としても受けたほうがよい検査です。

表14-1　狭隅角眼に要注意の薬

- ベンゾジアゼピン系（抗不安薬，抗てんかん薬，抗パーキンソン薬）
- 抗うつ薬
- 抗パーキンソン薬のレボドパ，抗コリン薬
- 抗不整脈薬のうち抗コリン作用のあるもの
- 低血圧治療薬
- 麦角アルカロイド
- 抗ヒスタミン薬（第一世代）
- 鎮咳薬：第一世代の抗ヒスタミン薬を含むもの
- 感冒薬：第一世代の抗ヒスタミン薬を含むもの（PL顆粒など）
- 鎮暈薬：第一世代の抗ヒスタミン薬を含むもの（トラベルミン®など）
- 鎮痙薬：抗コリン作用のあるもの（ブスコパン®が有名）
- 排尿障害治療薬
- 気管支拡張薬（抗コリン作用のあるもの）

5. 眼圧が上がってしまったら

▶▶▶緑内障発作になったら眼科へ。

□治療はレーザーによる虹彩切開術を施行します。時に手術になることもあります。いずれにしても眼科での対応となります。手術をしている眼科であればこのレーザーをもっていることが多いのですが，もっていない眼科もあるので転送前に確認したほうがよいでしょう。

□自覚症状としては，頭痛，眼痛，悪心，嘔吐，霧視，視力低下などですが，高齢者の場合痛みの訴えが少なく，自覚症状が「頭が重い」程度のこともよくあります。薬剤により誘発された以外の緑内障発作も最初に内科を受診してしまうことはよくあります。**頭痛，悪心の訴えがあり，血圧などをチェックして何も異常がなければ，一度は眼圧上昇を疑ってください。**他覚所見としては結膜充血，毛様体充血，散瞳，対光反射の減弱あるいは消失などがありますが，眼圧が上がっていればそれだけで診断になりえます。詳しくは第1章（p8）を参照してください。

文献

1) Yamamoto T, et al: The Tajimi Study report 2: prevalence of primary angle closure and secondary glaucoma in a Japanese population. Ophthalmology 112: 1661-1669, 2005 [PMID: 16111758]
2) Sawaguchi S, et al: Prevalence of primary angle closure and primary angle-closure glaucoma in a southwestern rural population of Japan: the Kumejima Study. Ophthalmology 119: 1134-1142, 2012 [PMID: 22361313]

第3部　眼科あれこれ

知ってトクする眼の話

第15章 眼底写真読める？

Q 新しく眼底カメラを買おうかと思っていますが，プライマリ・ケアで眼底写真を撮ってもよいでしょうか？

A 読影は眼科医に任せたほうがよいでしょう

POINT
- 緑内障の早期発見には眼底写真が役立つ
- 40歳以上の約5％，70歳以上では約10％に緑内障がある
- 糖尿病網膜症の診断には散瞳検査が必要
- 糖尿病と診断した時点で眼科に紹介し，網膜症がある場合にはゆっくりと血糖値を下げる

■眼底写真だけでは糖尿病網膜症のチェックは不十分になってしまいます。また緑内障は診断が難しいときがありますが，有病率が高く早期発見が必要な疾患です。眼科では散瞳検査が行えるのと，最近の器械で緑内障などは早期診断がつくようになっています。

1. 緑内障の診断できますか？

▶▶▶眼底写真で緑内障を早期発見する。

□ポラロイドフィルムの製造中止後，眼底写真を撮ることは眼科に任せるようになったところが多いと思います。もし，他科で眼底写真を撮ってもそのチェックは眼科医に任せたほうがよいでしょう。それは緑内障の診断が難しいと思われるからです。

□**緑内障の早期発見には眼底写真が役立つ**ことが一般にも知られつつあります。緑内障は視神経がゆっくりと死んでいく病気で，進行すると視野欠損を生じます。視野に変化が起きる時点で視神経の30％以上が死んでしまっているともいわれています。視野変化が起きる前に視神経の緑

内障性変化を早期にとらえ治療を開始することが大切です。「多治見スタディ」と呼ばれる大規模調査では，**40歳以上の約5％，70歳以上では約10％に緑内障があった**と報告されています〔40歳未満に緑内障がないわけではなく，対象が40歳以上の調査でした[1,2]〕。これはかなり多い疾患といえます。

□ もちろん経験を積んだプライマリ・ケア医で眼底写真から緑内障疑い症例をみつけられる方もいると思いますが，白内障があったり小瞳孔のため写真が鮮明でない場合に眼科では散瞳検査を行うことが可能です。眼科医が散瞳後診察すれば，かなり白内障が進んでいても眼底を透見することは可能です。なお，日本人には眼圧の上がらない正常眼圧緑内障が多いため，眼圧だけで緑内障の診断はできません。また，中心視野は末期まで保たれるため，視力低下の自覚症状も出にくい疾患です。

2. 最新の診断器機OCT

▶▶▶ 最近はOCTでより正確に緑内障を診断できるようになった。

□ そして最近はOCTと呼ばれる検査でより詳しく検査ができるようになりました。OCTはoptical coherence tomography（光干渉断層計）の略称で，保険上の検査名は眼底三次元画像解析です。視神経層の厚みや網膜の変化をとらえることができるので，緑内障の診断のみならず，黄斑変性などの網膜疾患の診断にも役立っています。

□ 視神経乳頭の形は個人差が大きく，明らかな陥凹がある場合は診断容易なのですが，近視が強い場合や小乳頭はOCTを撮るまでまったく緑内障性変化がわからないときもあります。また視神経乳頭の緑内障性変化は陥凹だけではありません。OCTを眼科以外でも導入しましょう，ということではなく，日本人に緑内障が多いことを考えると眼底写真だけで診断するにしても成書で学んだほうがよいということです。

3. 糖尿病網膜症は散瞳検査が必要

▶▶▶ 糖尿病があるなら必ず眼科で散瞳検査を受けてもらう。

□ 糖尿病患者には眼科受診を勧めていることと思いますが，数時間ものが見えにくくなってしまう散瞳検査は嫌がられることも多く，内科で眼底

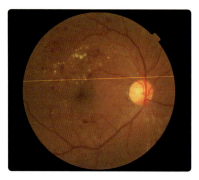
図15-1 糖尿病網膜症の眼底写真
点状出血，軟性白斑を認める。

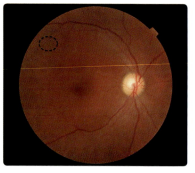
図15-2 わずかに点状出血（点線囲み）を認める糖尿病網膜症の眼底写真

写真を撮ったから大丈夫と思っている患者も多いようです。糖尿病治療をしている医師はご存知と思いますが，**糖尿病網膜症の診断には散瞳検査が必要**です。

- 図15-1はすでにかなり網膜症が進行している方の眼底写真です。これくらいの所見があればすぐに診断がつきますが，図15-2はよく見れば点状出血があるものの，一見正常です。しかし図15-2の方は散瞳検査をすると周辺部に網膜症があります。眼球の後極部しか見ることのできない未散瞳眼底カメラでは糖尿病網膜症の診断に限界があります。

- 眼底検査は網膜症がなければ6〜12か月ごと，単純網膜症では3〜6か月ごと，増殖前網膜症では1〜2か月ごと，増殖網膜症では2週間〜1か月ごと，といった頻度での定期検査が勧められています。血糖コントロールが不良であること，また発病してから5〜10年になることで網膜症の発症率は上がることが知られています。厳格な血糖管理は網膜症の進行を遅らせることが報告されていますし[3]，単純網膜症は血糖コントロールで改善する可能性が大きいので，内科できっちり治療してもらうことが大切なのですが，すでに網膜症が出ているときに急激に血糖を下げると網膜症が悪化するという報告もあります[4]。**糖尿病と診断した時点で眼科に紹介してもらい，網膜症がある場合にはゆっくりと血糖値を下げたほうがよさそう**です（HbA1cを1か月に0.5〜1.0％くらい下げる

のがよいといわれています)。
- □ 糖尿病網膜症のレーザー治療や硝子体手術はどの眼科でもできる治療方法ではないのですが, 散瞳検査はどの眼科でも可能です。
- □ 網膜症がかなり進行していても自覚症状がないことはよくあります。

文献

1) Iwase A, et al: The prevalence of primary open-angle glaucoma in Japanese: the Tajimi Study. Ophthalmology 111: 1641-1648, 2004 [PMID: 15350316]
2) Yamamoto T, et al: The Tajimi Study report 2: prevalence of primary angle closure and secondary glaucoma in a Japanese population. Ophthalmology 112: 1661-1669, 2005 [PMID: 16111758]
   ▶岐阜県多治見市で行われた大規模調査は日本人の緑内障有病率に関して非常に有益なデータを数多く提供しています。
3) The ACCORD Study Group; ACCORD Eye Study Group: Effects of Medical Therapies on Retinopathy Progression in Type 2 Diabetes. N Engl J Med 363: 233-244, 2010 [PMID: 20587587]
4) Early worsening of diabetic retinopathy in the Diabetes Control and Complications Trial. Arch Ophthalmol 116: 874-886, 1998 [PMID: 9682700]

COLUMN

●浦島伝説

「浦島太郎に詳しい人はいませんか?」と教授に聞かれ, 知り合いの研究者を紹介したことがあります。

原田病はぶどう膜炎が治ると白髪, 脱毛, 白斑が出ます。その症状が浦島太郎に似ているのですが, この昔話と原田病の多いエリアは一致しています。発症に関与するHLA DR4をもつ人が多いところにあるお話なんですね(日本だけではありません)。

学会の宿題報告で「浦島太郎は…」と唐突に教授が話しはじめたところ会場がざわついてましたっけ。

第16章　眼科を最初に受診する他科疾患

Q 眼科を最初に受診する他科疾患にはどのようなものがありますか？
A めまい，一過性黒内障，眼瞼下垂を起こす疾患などです

> **POINT**
> ・めまいを起こす眼科疾患はほとんどない
> ・眼瞼下垂を起こす疾患のうち，散瞳を伴う動眼神経麻痺は脳動脈瘤が原因であり緊急性が高い

■眼科によく来るが眼科で診るものではない疾患には，問診の段階で眼科疾患ではないとわかるもの，眼科的に異常がないか念のため確認が必要となるもの，内科疾患であっても眼科での経過観察も必要なもの，があります。

1．めまい

▶▶▶「目が回って」も眼科疾患ではない。

□眼科に来てしまい，そのまま他科紹介になることが多いと考えられるのは「めまい」です。「目が回るので眼科」と患者は思うようですが，**眼科でめまいを起こす疾患はVogt–小柳–原田病くらい**（第17章，p156参照）です。合っていない眼鏡で「くらくらする」という訴えが出ることはありますが，めまいという表現にはなりません。Vogt–小柳–原田病も「めまい」が主訴になることは少なく，感冒のように調子が悪いと思っていたら眼症状が出てきた，と言って受診します。めまいのほとんどは耳鼻科，あとは内科での対応になるでしょう。

2. 一過性黒内障

▶▶▶ TIAの1つである一過性黒内障は眼科受診することが多い。

□ 一過性脳虚血発作（TIA: transient ischemic attacks）の症状の1つに一過性黒内障があります。片方の目だけがまるでカーテンを閉じるように暗くなり（白っぽい，という表現のときもあります），それが数分続いて元に戻ります。患者は網膜剥離を心配して眼科を受診しますが，網膜に血流を送る眼動脈の元である内頸動脈の狭窄によるものです。**一過性黒内障を起こした場合，高齢者で，高血圧，糖尿病があるとその後脳梗塞になる可能性が高い**とされているため，まずは内科のかかりつけ医に相談してもらっています。

□ この一過性黒内障がそのあとに眼血管閉塞性疾患（網膜動脈閉塞症，網膜静脈閉塞症，虚血性視神経症など）になることもあるという報告があり[1]，内科での治療とともに眼科での定期検査も必要といえます。

3. 眼瞼下垂

▶▶▶ 眼瞼下垂の原因には加齢のほか，筋無力症，Horner症候群，動眼神経麻痺などがある。

□ 外来で相談を受ける眼瞼下垂のほとんどは加齢性のものです（図16-1）。上眼瞼の皮膚が弛緩して一見眼瞼下垂のように見えていることもあります（図16-2）。また，ハードコンタクトレンズを長く使っている方や，内眼手術を受けたあとに眼瞼下垂になることがあります。加齢によるもの，ハードコンタクトレンズによるものは基本的に両眼に起きますが，左右差を気にされて受診することもあります。突然に起きるものではないため鑑別診断はつきます。以下は眼科を最初に受診する可能性のある眼瞼下垂を起こす疾患です。

〈筋無力症〉

□ 日内変動のある眼瞼下垂の症状から患者自身がこの病気を疑って受診することもあります。ほかの眼の症状としては，複視，斜視などが出ます。外来で診断する簡単な方法としては，「上方視1分間以上で下垂が悪化する」という疲労現象で診断する方法（その後強く閉瞼してもらう

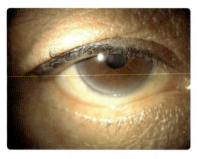
図16-1　加齢による眼瞼下垂
上眼瞼の縁が瞳孔領にかかっている。

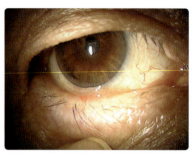
図16-2　眼瞼下垂のように見えるが，加齢による皮膚弛緩である
下眼瞼内反として第6章図6-5-b，p66を再掲。上眼瞼の眼瞼縁は見えていないが，睫毛の生え方より角膜上方にわずかにかかる程度と推測できる。上眼瞼の弛緩している皮膚を上げると眼瞼下垂ではないことがわかる。

と下垂は戻ります），あるいはアイスパックを数分眼瞼にあてて下垂が改善するかどうかで診断する方法があります。

〈Horner症候群〉

☐ 原因はさまざまなHorner症候群ですが，片眼の軽度眼瞼下垂を生じ眼科を受診することがあります。瞳孔の左右差があり，患眼が縮瞳しているため暗所で瞳孔不同が顕著となります。他，患眼側の顔面発汗低下，結膜充血が見られます。教科書ではよくコカインを点眼して診断すると書いてありますが，これは入手が難しく，他には5％のフェニレフリン（ネオシネジン®）点眼液を1％に希釈して両眼に点眼する診断方法があります。健眼は希釈したこの濃度では散瞳しませんが患眼が散瞳（過敏性散瞳）します。

☐ 半数は原因不明ですが，交感神経路の障害であり，手術や外傷後（先天性は出産時外傷が最多），そして腫瘍や脳血管障害によるものがあるため原因精査が必要です。

〈動眼神経麻痺〉

□ 眼瞼下垂で眼科を受診する疾患のうち最も緊急性の高いものです。突然起きた眼瞼下垂，頭痛，外斜視による複視（眼瞼下垂が強いと両眼視していないため複視に気づいていないこともあります）があれば動眼神経麻痺の診断となります。**動眼神経麻痺の症状があり散瞳がみられたら緊急性の高い脳動脈瘤が原因**ですので，即脳外科へ紹介となります。他の原因としては血管病変や糖尿病などがあります。

〈甲状腺機能亢進症〉

□ 甲状腺眼症で眼瞼下垂にはなりませんが，眼球突出，上眼瞼挙上による瞼裂拡大の症状（Dalrymple徴候）が片眼だけに起きると健眼のほうを眼瞼下垂と思い受診することがあります。甲状腺眼症は必ずしも両眼には起きません。本当の患眼であるほうに下方視で上眼瞼が下がらず強膜が露出する症状（von Graefe徴候）が出ると診断がつきやすくなります。

4. 脊髄小脳変性症

▶▶▶ 字がうまく読めないのは老視であることが多い。

□ **本や書類を読んでいるときに行を飛ばして読んでしまう，という症状が脊髄小脳変性症で出ることがあり**，まれではありますが眼科に相談にくることがあります。もちろん老視の場合にもこのような症状が出ることがありますが，老視の状態と主訴が一致しない場合には，日常生活で困っていることがほかにないか聞いてみます。ろれつが回らない（電話で何度も聞き返されるようになった），食べ物が飲み込みにくくなった，食べ物をお盆にのせて歩くことが苦手になった，呼び止められて振り返ると倒れそうになる，などの症状がはっきりある場合には神経内科への相談を勧めます。

5. 網膜静脈閉塞症の背景にある疾患

□ 網膜静脈閉塞症（図16-3）は，高血圧，糖尿病，肥満と関連があるといわれていますが[2]，睡眠時無呼吸もその危険因子ではないか，という報告があります[3]。睡眠時無呼吸は動脈硬化を悪化させるため，高血圧，心

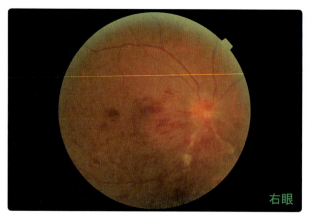

図16-3　網膜静脈分枝閉塞症
下半分に出血がみられる。出血の程度ではなく，黄斑浮腫により視力低下を自覚するため，たまたま撮った眼底写真でみつけることもある。

筋梗塞，脳梗塞，腎障害の危険因子と考えられ，眼科領域ではこの網膜静脈閉塞症のほか，非動脈炎性前部虚血性視神経炎，糖尿病網膜症の悪化原因である可能性，そして緑内障の発症も高いといわれています。
□網膜静脈閉塞症は眼科での治療が必要です。

6. 複視

□通常「複視」と言えば両眼で見た場合にだぶって見えることを言います。片方の眼で見える複視は乱視や白内障など（まれに水晶体偏位）の眼科疾患です。眼周囲の外傷後の複視は吹き抜け骨折を考えます（3章, p33参照）。
□複視を生じる原因疾患は多彩です。原因治療は眼科以外で行うことも多いのですが，その治療後に複視が残った場合には斜視の手術などを眼科で行うこともあります。以下複視を起こす代表的な疾患をあげます。

❶動眼神経麻痺
□上内下転制限のために外斜（耳側偏位）し，眼瞼下垂となります。散瞳している場合は動脈瘤が原因の可能性あり，緊急で脳外科へ紹介します。初診時には一割程度散瞳していないことがあり，この場合も1週間以内

には散瞳してくるので，数日おきにチェックします。

❷外転神経麻痺

□外転できないため内斜（鼻側偏位），あるいは顔を回しています。

❸滑車神経麻痺

□眼位，眼球運動でははっきりと異常が出ないことが多く，「階段が怖い」「センターラインがクロスして見える」という下方視で悪化する複視の訴えとなります。片眼の場合には頭を傾けていることが多いのですが，この神経は両眼の麻痺が起きることもよくあり，その場合には顎を下げて見ている傾向があります。

□動眼，滑車，外転神経麻痺は循環障害，外傷，腫瘍が原因としてあげられます。画像診断なしで経過観察できるのは，単独神経麻痺であり，循環障害を強く疑う場合，そして他の原因が否定的な場合です（例：糖尿病，高血圧などの動脈硬化性因子があり，60歳以上，頭痛・目の充血・日内変動などの随伴症状がなく，がんの既往なく，瞳孔異常を認めない）。循環障害が原因の場合は大半が3〜4か月で改善していきます。改善がなければその時点で循環障害以外の病態を改めて考えます。若年者の場合には脳腫瘍などの重篤な疾患のことが多く，精査が必要です。複視を訴えないことも多く，眼位，頭位の異常として発見されます。

❹重症筋無力症

□夕方になると悪化傾向のある眼瞼下垂，複視の症状が出ます。アイステスト（保冷剤などで2分冷却し，眼瞼下垂が2ミリ以上改善すれば陽性）や，上方注視テスト（1分間上方を見てもらい眼瞼下垂，複視の悪化を見る）が簡単にできる診断方法といえます。眼に症状の出る眼筋型は抗アセチルコリンレセプター（AchR）抗体などの血液検査陽性率が低いとされています。治療は胸腺腫があれば摘除ですが，眼筋型では腫大がないことも多く，抗コリンエステラーゼ薬の内服，ステロイドパルスやタクロリムスの内服となります。

❺甲状腺眼症

□複視は外眼筋肥大によるもので，上転制限の次に外転制限が多く見られます。成人女性の複視の最多原因とされています。有名な眼球突出のほか，眼瞼浮腫，上眼瞼後退，視神経症が見られます。症状は起床時が悪

く，日中は軽快する日内変動があります。
- □ 甲状腺機能の状態と眼症は一致しないことがあり（眼症状があっても20％程度は甲状腺機能が正常），甲状腺ホルモンは正常値のことが多いため，甲状腺関連抗体値を調べます：TSH受容体抗体（TRAb：TSH receptor antibody）＝TBII（TSH-binding inhibitory immunoglobulin），TSH刺激性受容体抗体（TSAb：thyroid stimulating antibody），抗TG抗体（anti thyroglobulin antibody），抗TPO抗体（anti peroxidase antibody）。眼窩冠状断MRIで外眼筋の肥厚（筋の厚みが視神経直径を超える）がみられます。
- □ 治療は原疾患の甲状腺疾患の治療とともに，ステロイドパルス，眼窩放射線照射，眼窩減圧術などが行われます。重症筋無力症を合併していることもあります。

文献
1) Hayreh SS, et al: Amaurosis fugax in ocular vascular occlusive disorders: prevalence and pathogeneses. Retina 34: 115-122, 2014 [PMID: 23632956]
2) Kolar P: Risk factors for central and branch retinal vein occlusion: a meta-analysis of published clinical data. J Ophthalmol 2014: 724780. [PMID: 25009743]
3) Chou KT, et al: Sleep apnea and risk of retinal vein occlusion: a nationwide population-based study of Taiwanese. AM J Ophthalmol 154: 200-205, 2012 [PMID: 22464364]

COLUMN

●らんちゅう

　まだ私が当直をしていたころの話です。電話で問い合わせが来てます，と出てみると「目から『らんちゅう』のようなものが出てきちゃいました！」と言われ，しばし考えたのち「目をこすりましたね？」と私は答えたのでした。結膜浮腫が起きていたのですが，金魚の一種のランチュウはおでこにコブがあり，それを患者さんは想像していたようです。どちらかというと水泡眼と呼ばれる金魚のほうが結膜浮腫に似ています。

第17章　頭痛と眼科

Q 眼科を受診する，ほかに症状を伴わない頭痛の原因は？
A ほとんどが眼精疲労です

> **POINT**
> ・頭痛，眼の奥の痛みの原因に眼精疲労がある
> ・眼精疲労の原因は，屈折異常がある，それにあっている矯正方法を取っていない，ドライアイがある，など眼科でしか対応できないものがほとんど
> ・緑内障などの疾患チェックのためにも頭痛，眼の痛みを訴える患者には一度は眼科受診を勧める

■頭痛の原因はさまざまですが，眼精疲労が原因となることもよくあります。頭痛の原因がはっきりしない場合，眼科疾患のチェックも含めて眼科を受診してもらったほうがよいでしょう。

1. 眼科で治療する頭痛

▶▶▶頭痛で眼科に来る場合，緑内障発作のほか，眼精疲労の場合も多い。

〈眼精疲労〉

□頭痛の原因の1つに眼精疲労があります。パソコンやスマートフォンで眼を酷使すれば当然眼精疲労になり，これは患者にも自覚があります。眼科でチェックするのは，遠視，乱視，老視の状態，そしてその方の見るものに対して眼鏡やコンタクトレンズが合っているか，という視力検査を行います。ドライアイ[1]や斜視，斜位なども眼精疲労の原因となりえます。

□患者の多くは眼精疲労は点眼治療だけで治ると思っているのですが，**眼**

精疲労の原因のほとんどが屈折異常であるため，視力検査，眼鏡やコンタクトレンズが合っているかの検査も必要となります。眼鏡の度数が合っていても，フレームのフィッティング不良のために眼精疲労を引き起こしていることがあります。

□頭痛の原因が眼精疲労ではないかと思われるとき，内科ではビタミンB_{12}であるシアノコバラミン点眼(サンコバ®，コバラム®，ソフティア®など)を処方し，治らなければ眼科を受診してもらってください。ネオスチグミン(ミオピン®など)やトロピカミド(ミドリン®Mなど)の点眼を調節機能改善のために処方することもありますが，これらの点眼薬は狭隅角の場合眼圧上昇を起こすことがあるので，眼科で以前に処方されて大丈夫だった，という患者以外には使わないほうがよいでしょう。

〈緑内障〉

□いわゆる緑内障の「発作」である，急性原発閉塞隅角緑内障・急性原発閉塞隅角症の症状に頭痛は含まれますが，それほど激烈な痛みにならず，「なんとなく頭が重い」程度の訴えもよくあります。頭痛の訴えで眼科を受診した場合には，眼圧を測るのですぐ眼圧上昇の診断はつきます。日本人の緑内障の大半を占める開放隅角緑内障の場合には，進行して視野欠損が大きくならないかぎり自覚症状がないことがほとんどで，頭痛や眼の痛みの症状はまず出ません。

2. 眼科に来る片頭痛患者

▶▶▶閃輝暗点で眼科を受診する患者も多い。

□閃輝暗点が出る片頭痛患者は眼科を受診することがあります。閃輝暗点が「見える」ために，患者は飛蚊症，そして網膜剥離を心配して来院します。閃輝暗点は片方の眼に見えることはないのですが，この症状が出るときにどちらの眼に見えるのか確認する方は少ないようです。視野の右に見えると「右眼で見えた」という訴えになります。典型的な閃輝暗点は，小さな星形模様が次第に拡大し，輝くギザギザの模様となり，模様の中心部が見えるようになったあと，模様が周辺まで拡大すると消えて頭痛が起きます。キラキラした光が見えたり，視野が欠ける片頭痛も

あります。
- 片頭痛は若い女性に多い疾患ですが，**閃輝暗点のみで頭痛が起きない高齢者の場合には，脳梗塞，脳動静脈奇形，脳腫瘍などの可能性もある**ので精査をおすすめします。
- 群発頭痛は左右どちらかの眼周囲や側頭部に15〜180分続く激痛発作が繰り返し起きる頭痛です。頭痛が起きる側に，眼の充血，流涙，鼻閉，鼻汁，眼瞼浮腫，顔の発汗・紅潮，耳閉感，縮瞳，眼瞼下垂のいずれかを認めます。「眼がえぐられるように痛い」と表現されることがありますが，眼科を受診する方は少ないようです。

3. 眼の奥の痛み

▶▶▶ 眼の奥の痛みは眼精疲労のほか，鼻や歯に原因があったり，時に視神経炎の症状のこともある。

- 患者が「眼の奥が押されるように痛い」という表現をする場合は，大抵は原因が眼精疲労です。ただ眼科で可能な治療をしても痛みがまったく消えない場合，副鼻腔炎や歯に原因がある，ということもあります。数としては多くありませんが，眼の奥の痛み，眼球運動痛が視神経炎の初期症状でみられることがあります。痛みだけではなく，その後複視や視力低下が生じます。眼の診察の基本である全方位の眼球運動と複視の有無，対光反応や眼位のチェックは簡単に行えるので，確認する必要はあります。
- 患者の訴えで「眼が痛い」というときに，どこが痛いのかうまく表現できない場合もあります。「チクチク，ヒリヒリする」と言うので眼表面の痛みを考えていると，「眼が重い」と言い出したりもします。痛みの場所がわかりにくいときに点眼麻酔薬を麻酔だとは説明せずに点眼してみて痛みが消えれば眼表面に原因あり，と診断する方法を取ることもあります。**「眼が痛い」という症状があり，点眼麻酔で痛みが消失せず，充血や視力低下など他の症状がない場合には眼精疲労と判断してもらってよいでしょう。**

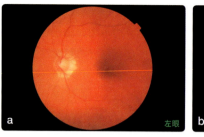 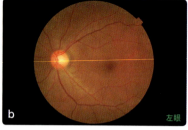

図17-1 Vogt-小柳-原田病の眼底写真（**a**）と正常眼底写真（**b**）
a：脈絡膜の色素が抜けて夕焼け状になっているのが，**b**と比較するとよくわかる。白人はもとから色素が薄いので正常でもこのような眼底写真になる。
b：近視も強くないとこれくらいの色調の眼底写真となる。

4. Vogt-小柳-原田病

▶▶▶原田病は頭痛，めまいだけでなく，眼症状が出る。

□最近は「原田病」とだけ言うことが多くなりましたが，略称はVKH（Vogt-Koyanagi-Harada disease）です。メラニン色素細胞に対する自己免疫疾患と考えられ，ぶどう膜炎，髄膜炎，内耳症状，皮膚の白斑，脱毛，白髪と多彩な症状を呈します。病変の起きる部位はメラニン色素のあるところです。皮膚症状や夕焼け状眼底（図17-1）は炎症が落ち着いたころにみられます。

□前駆症状として，風邪をひいたときのような頭痛，耳鳴り，めまい，微熱，頭皮のピリピリ感，全身倦怠感などがみられます。そのあとにぶどう膜炎の症状として，眼の充血や視力低下が起きます。ぶどう膜炎の症状が出て眼科を受診した際に聞いてみると「そういえば風邪のような感じだった」と前駆症状を思い出す方が多いようですが，風邪の症状が続いているときに眼の不調を訴える場合には眼科も受診してもらってください。

文献
1) Toda I, et al: Ocular fatigue is the major symptom of dry eye. Acta Ophthalmol (Copenh) 71: 347-352, 1993 [PMID: 8362634]

第18章 視力あれこれ

Q 視力を測るのは簡単ですか？

A 裸眼視力測定は簡単です．矯正視力をきちんと測るには，ある程度経験が必要です

> **POINT**
> ・矯正視力が1.0以上出ない場合は何らかの疾患がある
> ・近視でも老視になる
> ・近視は成人するまで進行する
> ・乳幼児は両眼が同じようによく見えていないと弱視になる

■矯正視力をきちんと測るのは意外に難しく（メガネ処方にいたってはそれより難しくなります），基礎を知ったうえで経験が必要となります．**矯正視力が1.0以上出ない，という状態は何らかの疾患があると眼科医は考えます．**視力は基本的なデータであり，非常に大切なポイントなので，矯正視力の測り方については成書に譲ります．内科では「いつも見えているものが見えない」「今まで視力が出たメガネやコンタクトレンズで視力がでなくなった」ということも視力低下の判断方法になります．

1．近視，遠視，老視

▶▶▶近視でも老視になる．

□眼に入る光が網膜上に像を結ぶ状態が正視，網膜の前方に像を結ぶ状態が近視，網膜より後ろに像を結ぶ状態が遠視です（図18-1）．このような説明はよく聞きますが，**近視は近くが見えるが遠くは見えない，遠視は遠くも近くも見えているが常にピント合わせ（調節）をしていないと見えない，**という説明のほうが老視の説明をするときにわかりやすいと思い

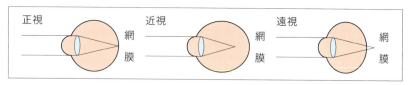

図18-1　正視，近視，遠視の屈折状態
正視は網膜上にピントが合う。近視は網膜より手前，遠視は網膜より後ろでピントが合ってしまう。

ます。この調節力は子どものころには非常に強いので視力もよく疲れないのですが，年齢とともに調節力は低下しピントが合いにくくなるので疲れやすくなります。遠視の場合には，より強い調節力が必要な手元がまず見えにくくなり，次に遠方も見えにくくなるのです。

☐ 調節力の低下は70歳くらい，あるいは白内障の手術をするまで進行します。そのために老眼鏡は2〜3年に1回は作り換えが必要です。調節とは，毛様体筋が緊張して水晶体の厚みを増して近くにピントを合わせる機能ですので，手術で人工レンズに入れ替えてしまえばその後調節力が変化することはありません。

☐ 正視の場合，調節力が低下して手元にピントが合いにくくなるのは40歳くらいからです。遠視の場合には近くを見るためには正視より調節力が多く必要になりますので，遠視の度数によっては30歳代から近くを見るのにメガネが必要となることがあります。近視の場合には老視になっても使っているメガネやコンタクトレンズの度数を弱くする，あるいは裸眼になると近くは見えるので老視になっていないと思う方が多いのですが，**近視眼でも当然老視になります**。近視でも遠くが見えるように完全矯正していると40歳前後でやはり手元が見えにくくなります。

2. 裸眼視力の測定方法

▶▶▶視力は片眼ずつ測定する。5視標中3つ正解すればその視力。

☐ 裸眼の自覚的屈折検査はそれほど難しくありませんし，健康診断などで必要ですので記載しておきます。

〈視力のはかり方〉

❶視標

☐Landolt環（Cの形をしたもの）あるいはそれに準ずるものとして平仮名視標を使います。幼児の検査には絵視標などを使います。海外ではこのLandolt環が使われることは少なく，アルファベットか「E」の形の視標が通常です。

❷距離

☐5m視力表が標準ですが，最近は3mや1m視力表，そして器械をのぞくタイプの測定器機もあります。

❸呈示時間

☐視標を見せる時間は3秒です。

❹判定基準

☐**5視標中3つ正解すればその視力**となります。

▶例：1.0の視標を5つ呈示して1つのみ正解で，0.9視標を5つ呈示して3つ正解であれば，視力は0.9

☐視標の開いているほうが何となくでもわかれば答えるようにしてもらってください。**はっきりと見えていなくても，薄くなっている方向が答えられれば見えているという判定**になります。

❺片眼遮蔽で行う

☐眼科での視力検査は　検眼枠に遮閉板を入れて行いますが，健康診断では遮眼子（黒いしゃもじみたいなもの）か自分の手で隠す方法が多いでしょう。この場合隠しているほうの眼を強く押さえつけてしまう方がいるので注意してください。圧迫されると視力が出にくくなります。通常視力検査は片方ずつ行いますが，免許に必要な視力の確認や日常生活に十分な視力が出ているかという確認は両眼視力を測ります。

3. 視力（小数視力）

▶▶▶分数視力はそのまま小数に変換すればよい。

☐日本でよく使われる小数視力はよいほうから2.0，1.5，1.2，1.0，そのあとは0.2まで0.1きざみ，0.15，0.1のあとは0.01きざみで0.01までとなっています。5m視力表の場合は一番大きな視標が0.1ですので，

それ以下の視力の場合は，50 cmごとに視力表に近づいてもらう，あるいは0.1視標を持った検者が被検者に近づいて測定します。
☐ 0.01視標が見えない場合は，以下のような記載となります。

❶ 指数弁（指の本数がわかるか問う）
☐ c. f.（counting finger），n. d.（numerus digitorum）
❷ 手動弁（手の動きがわかるか問う）
☐ h. m.（hand motion），m. m.（motus manus）
▶例：眼前20 cmで手が横か縦に動いているのがわかった
　　　＝20 cm/m. m.
❸ 光覚（灯りがついているのがわかるか問う）
☐ l. p.（light perception），s. l.（sensus luminis）
▶例：光覚ありs. l.（＋），光覚なしs. l.（－）
☐ 光覚がない，ということは，治療をしても回復の見込みがまったくない，ということですので，判定は暗室で医師が行うのが通常です。
☐ 小数視力は日本でよく使われる方法で，欧米では分数視力です。**分数視力をそのまま小数に変換してもらえれば同じこと**ですが，対応していない視力部分もあるので，海外の診断書記載には小数視力そのままでもよいでしょう。小数視力は均等配分になっている表し方ではないので（例：視力1.0が0.9になった変化は0.2が0.1になった変化より小さい），視力を比較するときにはlogMAR視力を使うことがありますが，通常の検査データとしては小数視力で十分です。小数視力そのままでは平均値などの計算をすることはできません。

4. 視力の記載方法

▶▶▶カルテの視力記載がわかると便利。

☐ 矯正視力を測ることはなくても，眼科のカルテが読めたほうがよいときもあるので説明しておきます。
☐ 矯正レンズには球面レンズspherical（sph，S）と円柱レンズcylinder（cyl，C）があります。レンズの単位はジオプター（diopter：D）で表され，球面レンズの凸レンズはプラス（＋）で表され遠視の矯正に，凹レン

第18章　視力あれこれ

V.d.=0.6(1.2×S-1.0D ⌒ C-1.0D Ax90°)

右眼視力　裸眼視力（矯正視力　球面レンズ　プラス　円柱レンズ　乱視軸90度）

V.s.=0.6(n.c.)

左眼視力　裸眼視力（矯正不能 non corrigent）

図18-2　視力の記載方法

表18-1　カルテによく使われる略称

JB (jetzig brille)	現在のメガネ
KB (kranke brille)	患者の現在使用中メガネ
JCL (jetzig contact lens)	患者の現在使用中コンタクトレンズ
HCL	ハードコンタクトレンズ
SCL	ソフトコンタクトレンズ
IOL	眼内レンズ
BV	両眼視力

ズはマイナス（－）で表され近視の矯正に使われます。円柱レンズは乱視矯正用で軸があります。

□図18-2に実際の記載方法を載せてあります。カルテではDやSが略されていることも多いです。また診断書の記載などで矯正レンズデータが不要な場合には、「裸眼視力（矯正視力）」とだけ書くこともあります。どの矯正方法での視力かを表すときには視力×矯正方法と記載します。

▶例：V.d.＝0.8×KB　（今使っているメガネで右眼0.8の視力）

□カルテによく使われる略称を表18-1にしました。

5. 健康診断の視力検査

▶▶▶健康診断の視力検査は眼科の視力検査と異なる。

〈労働基準法に基づく職場の健康診断〉

□裸眼もしくは自分のメガネやコンタクトレンズによる視力検査のみですので、矯正視力が1.0以上出ているか、という眼科的なチェックにはな

表18-2　学校健診における視力の判定

Aまたは1.0可	視力1.0以上
Bまたは0.7可	視力0.7〜1.0
Cまたは0.3可	視力0.3〜0.6
Dまたは0.3未満	視力0.2以下

アルファベット表記か数字かは自治体や学校による。

りません。眼科で大きな異常がないかチェックするための検査は，視力（矯正視力が出ているか），眼圧，眼底写真and/or眼底検査です。職場で「眼科の検査を受けた」と安心している方がいるのですが，緑内障のチェックには特に眼底写真が必要ですし，糖尿病があれば眼科での散瞳検査が必須です。

〈学校保健法に基づく健康診断〉
☐学校で行う健康診断の視力検査は裸眼視力とメガネあるいはコンタクトレンズによる矯正視力の検査ですが，370方式と呼ばれる，視標を0.3，0.7，1.0の3種類のみ使用する方法です。そのため眼科で測っている視力と一致せず不思議に思う保護者が多いようです。またこの視力検査は校医が行っているのではなく，学校の先生が行います。さらに学校健診は学校保健安全法により毎年6月30日までに行うこと，とされています。
☐学校健診の判定は表18-2のような4段階になっています。アルファベット表記か数字かは自治体や学校によります。

6. 運転免許に必要な視力

▶▶▶普通免許に必要な視力は両眼で0.7以上。

☐いわゆる普通免許に必要な視力は両眼矯正視力が0.7以上，片眼それぞれ0.3以上です。片眼失明していても，健眼が0.7以上の視力があり視野が150度以上あれば免許は取得できます。大型二種免許は立体視が必要なため，片眼失明していると取得できません。

□ なお，運転免許の色覚は青色，赤色，黄色の識別ができればOKとされています。

7. メガネ

▶▶▶ メガネの処方せんでコンタクトレンズは購入できない。

〈メガネはどこで処方を受ける？〉

□ ベストの矯正視力を出すことと，使いやすいメガネを処方することは別の話です。メガネ処方はある程度経験が物を言います。ただこの経験は個人についてまわる技なので，「どこのメガネ店がよい」とおすすめできないのが難しいところなのですが，1つはっきり言えるのは，視力が出ないのに眼科受診を勧めることなくメガネ処方をするメガネ店は間違っているということです。

□ 白内障があるが手術をするほどではない，という矯正視力がやや不良の場合でも患者の必要に応じてメガネは処方しますが，その眼の状態を判断するのは眼科医です。メガネ店での視力検査を眼科の診察と勘違いしている方も多いのですが，**視力が出にくいのであればメガネ店でのメガネ処方の前に眼科受診が必要**です。

□ 眼科で受ける視力検査は片眼ずつのベスト視力を出す矯正をするので，その検査結果そのままでメガネ処方はできません。メガネは両眼で見て使うものなので，検眼枠にレンズを入れて試しがけをしてもらったあとに処方せんを書きます。処方せんを出すのにメガネ代金が必要と思い，カルテのコピーだけを希望する患者が時々いますが，カルテコピーでメガネの処方は当然できませんし，眼科での検査料は数百円余分にかかるだけです。

□ メガネの処方せんは左右それぞれの球面レンズ度数，円柱レンズの度数と軸，瞳孔間距離が基本データとなります。コンタクトレンズとメガネでは度数が異なることもあります。コンタクトレンズの処方せんにはレンズの種類，ベースカーブ，サイズの記載も必要ですので，**メガネの処方せんでコンタクトレンズを購入することはできません**。処方時に実際にレンズを眼に入れた状態で視力，フィッティングをチェックしての処方となります。

〈メガネとコンタクトレンズはどちらがよいの？〉
☐コンタクトレンズは眼に入れるものですので，トラブルが少ないのは，と聞かれれば当然メガネになりますが，職種などによりメガネを着用できない場合もあれば（客室乗務員，バレエダンサー，サッカー選手など），医療上の理由もあります．左右の度数差が大きいとメガネでは矯正が難しかったり，不正乱視の場合はハードコンタクトレンズのみが良好な視力を得られる手段であったり，強度近視のためメガネでは矯正が難しいときもあります．

☐それぞれの眼の状態，本人の要望に応じてメガネ，コンタクトレンズの適応を説明しています．当然，**コンタクトレンズをしていても，眼の状態によっては使えないときがあるためメガネも持っていることが必要**です．

〈眼精疲労〉
❶ブルーライトカットメガネ
☐パソコンやスマートフォンの画面からは青い光が多く出ています．この青い光は散乱光となり，まぶしさと眼の疲れを起こすため，青い光をカットするメガネが眼精疲労に効果的といわれています[1]．

☐ブルーライトカットメガネは手軽に試せることより「PCメガネ」として話題になりましたが，老視があるのに度を入れないメガネにしていたり，ドライアイがあるのに治療していなければ，ブルーライトをカットするだけで眼精疲労が完全になくなることはないでしょう．

☐このブルーライト以外に，パソコンやスマートフォンを使うと眼が疲れる原因には以下のことが考えられます．

❷調節緊張
☐手元をずっと見ていることで起こります．スマートフォンを眼に近づけすぎると起きやすくなります．

❸ドライアイ
☐瞬目が減り，また眼表面の涙が乾く時間（BUT: tear break-up time）が短縮し，ドライアイになります．ドライアイは眼精疲労の原因となりますが，涙の層が保てず，眼に入る光が散乱しやすくなるからではと考え

られています。

8. コンタクトレンズのミニ知識

▶▶▶ ハードコンタクトレンズは視力の矯正，酸素透過性において一番すぐれている。

☐ 処方の方法ではなく，どのようなレンズがあるかを簡単に述べるにとどめます。コンタクトレンズは主に近視の矯正に使われますが，遠視の矯正に使う度数の既製品もある程度はあります。またオーダーメイドで度数を作ってもらえるレンズもあります。

☐ コンタクトレンズは大きくハードレンズとソフトレンズの2つに分かれます。ハードレンズは視力の矯正，角膜への酸素供給において最もすぐれているので，**無条件でどのコンタクトレンズがよいかと聞かれればハードレンズとなります**。しかしながら，ゴロゴロして使えない，スポーツ時にずれやすい，などの理由で使えない方もいます。なお，ハードレンズのベースカーブ，サイズは既製品では範囲が決まっていますが，個々に合わせて注文することも可能です。円錐角膜用のデザインのものもあります。寿命は2〜3年です。

☐ ソフトレンズは約1年間使える従来型のものと，1日あるいは1週間の使い捨て，そして2週間の頻回交換型，1か月あるいは3か月の定期交換型があります。「使い捨て」とは，一度目からはずしたら捨てなくてはならないことです（従来型と比較して，頻回交換と定期交換のレンズも「使い捨て」という場合がありますので注意）。1週間連続装用タイプはあまり一般的ではありません。ソフトレンズの場合もベースカーブ，サイズはいくつかありますが，1つの製品に2種類程度のバリエーションになっています。

☐ 以前のソフトレンズは酸素透過性を上げるためには含水率を高くしなくてはならず，そのために眼の乾燥感が出てしまうことがありました。最近はシリコンハイドロゲルという素材が出てきて，含水率が低めでも酸素透過性がよいレンズを作ることが可能となり，コンタクトレンズでドライアイ症状の出る方でも使いやすくなりました。

☐ コンタクトレンズユーザーが高齢化してきたこともあり，どの種類のレ

ンズも遠近両用タイプが出てきています。1枚のレンズに遠用と近用の度数両方が入っていて（中間の度数も入っています），それぞれ融像しているほうを見るというものです。レンズデザインの関係で灯りがにじむことがあり，夜間に運転が多い方には向かないのですが，昔に比べ格段に使いやすい製品が出てきています。

☐ 使い捨てレンズ以外は，**ソフトレンズでもハードレンズでもこすり洗いは必須**です。ケア用品はそれぞれソフトレンズ用，ハードレンズ用があり，ソフトレンズの場合はレンズとの相性もあるので，購入店で勧められたものを使うほうが確実です。ソフトレンズのケア用品は1本で洗浄，すすぎ，保存，消毒ができるMPS（multi purpose solution）と呼ばれるものと，過酸化水素で消毒後中和するタイプがあります。中和を忘れてレンズを眼に入れてしまったときの対応は第4章（p42）に記載してあります。**ハードレンズは水道水ですすいでも構いませんが，ソフトレンズは水道水で洗ってはいけません。**

9. 視力の成長

▶▶▶ 6歳くらいまでが視力の成長に大切な時期。

☐ 生後すぐは明暗の区別くらいしかつきませんが，1か月で物の形，2か月くらいで色がわかるようになり，4か月で動くものをよく追うようになり，生後半年で0.1～0.2程度見えるようになります。そして3歳で半分以上の子どもが1.0見えるようになり，4歳で成人と同じ視力検査ができるようになります。

☐ この**視力の成長時期に両眼が同じようによく見えていないと次項で述べる「弱視」になることがあります**。6歳まで（遅くとも10歳まで）が視力の成長期で治療可能な年齢なのですが，自治体の健診で行う視力検査が3歳の次が就学時健診と間があくこと，3歳ではまだ検査ができない子どもも多いこと，また検査は自宅で視標を見せて行うのみ，としている自治体が多いこと，などにより，3歳児健診で異常なしとされて，学校健診で初めて視力不良がみつかることが時々あります。自治体によっては視力だけ4歳になってから検査を行っていたり，視力だけではなくオートレフラクトメーター（屈折を測定する器械）の検査も導入していた

り，と工夫していますが，できれば**4歳になるころに一度は眼科で視力を測ることをおすすめしたい**です。

□視力の成長が終わると，あとは**成人するまで近視側に進行**していきます。近視の進行を止めたいと保護者から相談を受けることが多いのですが，それは「成長を止めるにはどうしたらよいか」ということです。近視の程度を決定するのは半分は遺伝，半分は環境といわれています。両親とも近視が強いと，その子どもの近視が強くなる傾向があります。環境として一番大きな要因は「近くを見ること」です。近くをまったく見ないわけにはいきませんので，必要以上にパソコンやスマートフォンを使わない，ゲームはしない，ということになります。近視の進行を抑制する治療法として効果が最近報告されているのは，アトロピン点眼，遠近両用メガネ，遠近両用コンタクトレンズ，オルソケラトロジー（就寝時につける近視の治療用特殊ハードコンタクトレンズですが，厚生労働省は未成年に認可をしていません），ですが，その抑制効果はそれほどではありません[2, 3]。そして多くの保護者が期待しているように近視を治すわけではありません。

10. 弱視

▶▶▶視力の成長時期に，両眼同じようによく見えていないと弱視になる可能性あり。

□弱視とは「一眼または両眼に斜視や屈折異常があったり，形態覚の遮断が原因で生じたりした視機能の低下」あるいは「視覚の発達期に視性刺激遮断あるいは異常な両眼相互作用によってもたらされる片眼あるいは両眼の視力低下で，眼の検査では器質的病変は見つからず，適切な症例は予防，治療が可能なもの」と定義されていますが，簡単に言うと**弱視とは視力の成長期に両眼同じようによく見えていないことによって成長がうまくいかず，成人して矯正しても見えない眼になること**です。

□原因としては屈折異常（強い遠視，近視，乱視），不同視（左右の度数の差が大きい），斜視，形態覚刺激遮断（先天白内障，眼瞼下垂，眼帯など）と分類されています。眼帯が弱視の原因になるとは意外に思われるかもしれませんが，生後1か月の乳児では1週間の片眼遮蔽でも弱視に

なることがあり，**乳幼児の眼帯は眼科以外では行ってはいけません**(術後などで必要な場合，眼科ではいろいろ工夫しています)。

☐先天性の白内障は生後6〜10週で手術を施行するなど，早期の治療が必要なことが多いので，**外見からすぐわかる斜視，先天白内障，眼瞼下垂は早めに眼科を受診してもらってください**。前述したように3歳児健診の判定が保護者によることが多いため，「子どもはこれくらいの見え方だろう」「いま見えていなくても大丈夫」と思ってしまう保護者がいます。そのため健診で異常なしの判定であっても，4歳になるころに眼科で視力を測るのは大切なことです。保護者の多くは近視を心配されますが，幼児のころは遠視のほうが弱視の原因として要注意です。近視は手元が見えているのでピントが合っている時間が多いのですが遠視の場合調節しながら見ているわけなので見えていないときも出てしまいます。また遠視は視力検査では良好な結果であったり，本来の遠視より軽い度数になりがちです。幼児の遠視をみた場合，眼科では調節を取る点眼薬を使って本来の度数を確認しています。

☐成人と同じ視力検査ができない乳幼児の場合，眼科ではいろいろな検査法がありますが，健診として簡単なチェック方法はぬいぐるみのような興味を引くものを見せて固視状態を観察する方法です。まずは両眼そして片眼ずつ隠してみます。**「中心固視」を「安定」して「持続」できるようであればまず問題ありません**。片眼を遮蔽したときに嫌がるようであれば，遮蔽して嫌がる眼のほうがよく見えている，つまり左右差がある，ということになります。この簡単なチェック方法でひっかかる場合には眼科を早めに受診してもらってください。

☐弱視の治療は原因を除く(白内障や斜視の手術など)とともに訓練となります。乳幼児で厚いメガネをかけている場合，それは弱視の治療用メガネですので，常時かける必要があります。片方の眼を塞ぐアイパッチは，見えている健眼を遮蔽しているものです。これも時間を決めて行います。

☐スポットビジョンスクリーナー(WelchAllyn社)という屈折，眼位が簡単に検査できる器械があります。

11. 心因性視力障害

▶▶▶子どもの突然の視力低下は心因性のことがある。

□心身症の1つで，学校健診で視力が出ないと眼科を受診し，矯正視力が出ないことで発見されます。本人が「見えなくなった」と訴えることもあります。小学校の中〜高学年の女児に多く，視力検査時にあるところからまったく反応が悪くなり「見えません」「わかりません」と繰り返すような様子などから，慣れている検査員だと心因性ではないか，と疑います。

□眼底検査などでも異常がなく，また前年度までは視力も良好だったことより診断がつくことがほとんどです。らせん状の視野，求心性視野狭窄を示すことがあります。保護者と話すと，原因に思いあたることが多く（両親の離婚，年の離れた兄弟姉妹が生まれた，学校でいじめにあっている，担任教師とうまくいかない，など），調節緊張を取る点眼を処方したり，度なしあるいは処方するほどではない弱い度入りのメガネを処方して様子をみることで自然に回復していくことが多いのですが，時に回復まで数年かかることもあります。主に女児が同じ年代の子のメガネに憧れて視力が不良になることもあります。

12. 近視の矯正手術

▶▶▶近視は手術で治せるが，すべての人に向く手術ではない。

□エキシマレーザーによる屈折矯正手術，レーシック（LASIK：laser in situ keratomileusis）は，角膜をレーザーで削ることにより主に近視を治す方法です。近視の度数を決める屈折力は角膜と水晶体を変化させることで矯正できますが，水晶体を白内障手術で取ってしまうと老眼になるため，白内障のない若年者に対してはレーシックが行われます。レーシックは保険が効かない自費診療です。

□ずさんな衛生管理で術後感染症を起こした眼科医院の問題もあったことから，一部では危険な手術のように思われていますが，手術の技術自体は難しいものではありません。そのために，かえって眼科診療の経験が浅い医師が執刀したり，気軽に手術を受けてしまう患者が出てしまうともいえます。コンタクトレンズ処方のような感覚で手術を考える方も多

いのですが，手術で角膜を削ってしまうと元には戻せません。手術のメリット・デメリットをよく考え，またそのことを説明できる，フォローアップのしっかりした手術施設を選ばなくてはなりません。

□眼科医の間でも賛否が分かれる手術ですが，**メガネ・コンタクトレンズで何も困っていなければレーシックを受ける必要はまったくありません**。以下，よく聞かれることを簡単にまとめておきます。

〈レーシック手術に関してよく聞かれること〉

❶手術による矯正の限界

□近視の度数に応じてレーザーで削る量が決まりますので，強度近視には行えません。（−8Dを超えると手術不可のことが多い）強度近視にはphakic IOL（有水晶体眼内レンズ）という方法があります。

❷術後の老眼

□40歳以上の場合近視を治すと老視をすぐに感じるようになり，近くを見ることが多い方にはおすすめしていません。

❸術後のグレア・ハロー

□角膜を削ることにより光が散乱する症状が出る方がいるため，夜間運転が多い方にはあまり適さない手術です。

❹術後のドライアイ

□通常は一過性ですが程度の差はあれ，ほぼ全員が術後にドライアイになります。コンタクトレンズによりドライアイ症状が出る方の場合，レンズによるドライアイはなくなりますが，手術自体によるドライアイ症状は出ます。術後のドライアイ治療も対応できる施設がおすすめです。

❺将来白内障になった場合

□白内障の手術時には眼球の大きさと角膜のカーブで眼内レンズの度数を決めます。レーシックを受けていると角膜形状が変わってしまいますので，この度数計算に誤差が出ることがあります。レーシック手術後の眼内レンズの度数計算方法もいろいろ研究されていますが，レーシック手術前のデータを保存・提供してくれる施設で受けたほうが安心です。

13. 老視の矯正方法

▶▶▶だれでも老視になる。

□遠視は調節をして見ている，と前述しましたが，近くを見るためにはより多くの調節力が必要になり，遠視の方は近視の方より多くの調節力が必要です。調節力は加齢とともに低下するため，**遠視の場合40歳前でも近くを見る用にメガネを使ったほうが楽になることがあります。近視の場合には使っているメガネやコンタクトレンズの度数を弱くするだけでしばらく対応できます。**それでもカバーできなくなったときには遠近両用メガネやコンタクトレンズを使用することとなりますが，その方のもともとの度数や仕事内容，日常生活，趣味によって方法はさまざまです。遠用と近用のメガネをかけかえる，コンタクトレンズでの矯正視力を手元に合わせて遠くを見るときはその上からメガネ，あるいはコンタクトレンズでの矯正視力を遠くに合わせて近くを見るときは老眼鏡，平日は近くを見ることにあわせた度数のコンタクトレンズ，週末ゴルフに行くときは遠くに合わせたコンタクトレンズを使う，などさまざまです。

□あまり一般的ではありませんが，片方の眼の度を遠くに合わせ，もう片方を近くに合わせる，モノビジョンと呼ばれる方法もあります。メガネでは左右の度に差が出てしまい不可能なので，コンタクトレンズ，あるいは白内障がある年齢であれば眼内レンズでこの調整をします。

□遠近両用メガネの場合，見る位置を変えて使うものであるために，このメガネで長時間パソコンを使うと疲れてしまいます。近く専用か近近あるいは中近と呼ばれるメガネがおすすめです。遠近両用メガネは累進レンズと呼ばれる徐々に度数が変わるタイプが主流です。遠近両用メガネを勧めると，「下に老眼レンズが入っているのは，年寄りくさくて嫌だ」と言われることがあるのですが，累進レンズは外見上は遠近両用レンズだとはわかりません。ただし必ずしもこのレンズがよいというわけではなく，その方の仕事や趣味の内容によっては上下が分かれているもの，小玉と呼ばれる老眼部分が下に小さく入っているほうが使いやすいこともあり，このあたりはメガネ店と相談です。

14. 視覚障害

▶▶▶ 視覚障害1級は視力のよいほうの矯正視力が0.01以下。

☐ 視覚障害の身体障害等級は平成30年7月に改正され，1級はよいほうの視力が0.01以下となりました。視覚障害の認定に使われる視力はすべて矯正視力ですので，近視で裸眼視力が不良であっても身体障害認定は下りません。視野障害も認定の対象となり詳しく級別障害の程度が決められているため，視覚障害の身体障害認定は眼科で行うことがほとんどと思われます（神経内科，脳外科でも申請はできます）。

☐ いままで片眼失明であっても残された眼の視力がよいと身体障害に相当しなかったのですが，今回の改正では5級になる可能性もあります（視野検査が必要です）。

15. 先天色覚異常

▶▶▶ 現在学校健診で色覚検査は希望者にのみ行われている。

☐ **先天色覚異常は伴性劣性遺伝であり，男性の約5％，女性の0.2％にみられます**。色が見えていないわけではなく，見分けがしにくい状態です。見分けが困難な組み合わせは，赤と緑，オレンジと黄緑，茶色と緑，ピンクと灰色，青と紫，緑と灰色などです。特に暗いところや，小さいものを短時間で見る，となると間違いやすく，明るいところでゆっくりと見ると識別可能になることが多くなります。

☐ **学校の健康診断で行われていた色覚検査が2003年から廃止**となり，自分の色覚について知らないまま進学，就職に臨み，不合格になり初めて色覚異常を知る，という方が出てきてしまっています。そのため現在は希望者に検査を行っています。以前に比べて色覚が進学，就職に問題となることは少なくなっていますが，自衛隊，警察関係，航空・鉄道関係，調理師専門学校，デザイン系の学校などでは制限があるところもあります。進学・就職できても本人が苦労することもあるので，色覚が問題となりそうな職種，学校については条項を確認することはもちろん，まずは自分の色覚について眼科で確認することを勧めています。

☐ 理想的には程度判定までできるパネルD-15の検査ができるとよいのですが，石原表などのスクリーニングに使われる色覚検査表はほぼすべて

の眼科に備えてあります。

文献
1) Ide T, et al: Effect of Blue Light-Reducing Eye Glasses on Critical Flicker Frequency. Asia Pac J Opthtalmol (Phila.) 4: 80-85, 2015 [PMID: 26065349]
2) Chia A, et al: Atropine for the treatment of childhood myopia: safety and efficacy of 0.5%, 0.1%, and 0.01% doses (Atropine for the Treatment of Myopia 2). Ophthalmology 119: 347-354, 2012 [PMID: 21963266]
3) Hasebe S, et al: Effect of progressive addition lenses on myopia progression in Japanese children: a prospective, randomized, double-masked, crossover trial. Invest Ophthalmol Vis Sci 49: 2781-2789, 2008 [PMID: 18579755]

COLUMN

●義眼

義眼は言われないと気付かないことが多いくらい精巧にできています。診察室で細隙灯を使い初めて気づくこともあったり(私だけ?)，充血もきれいに描きこまれていて残されている眼と同じような外見にしようとする作成者のプロ魂を感じます。

眼科医は若手のころ検査も行います。自分で診察していない人の検査を行うためにカルテをろくに読まないで検査してしまうと，義眼の眼圧を非接触型眼圧計で測って仰天したり(高い!)，視力測定のとき「いえ，私は手術をしているので検査はちょっと…」と言う患者さんに「手術をしていても皆視力測るんですよー」と測ったら全然見えなくて困ったり。

当院のある渋谷区では眼に関する検査は眼底写真だけ，そして内科医が必要と判断しないと眼科は検査をすることができないのですが，両眼義眼の方が紹介されてきて(もちろん撮れません)，本人も「なんで眼科に行くのかと思ったわー」と不思議そうでした。

第19章 「角膜を提供したい」と相談されたら

Q アイバンクに登録していないと角膜は提供できないのでしょうか？
A 登録していなくてもご家族の同意があれば大丈夫です

> **POINT**
> ・献眼は脳死でも心臓死でもOK
> ・死後できるだけ早く摘出する必要あり

■アイバンクは献眼時以外もさまざまな啓発活動を行っています。患者に献眼のことなどアイバンクに関する質問を受けたときには問い合わせるとよいでしょう。

1. 角膜移植術

▶▶▶角膜移植にはドナーが必要。

□角膜は外側から，上皮，実質，内皮という3層構造になっています（図19-1）。最も多く行われている全層角膜移植はこの3層をすべて取り替える手術です（図19-2）。現在は合併症を少なくしたり術後の視力を向上させるために，内皮だけ移植する方法や，デスメ膜までの層を除去し移植するパーツ移植も行われていますが，いずれもドナー角膜が必要です。

2. 角膜提供の希望があったら

▶▶▶角膜を提供したいと相談されたら，まずはアイバンクへ連絡。

□**角膜は脳死でも心臓死でも提供できる臓器**です。本人の意思が確認できない場合でも，ご家族の同意があれば大丈夫です。アイバンクに登録してある必要はありません。**死後なるべく早く摘出する必要がある**ので

第19章 「角膜を提供したい」と相談されたら

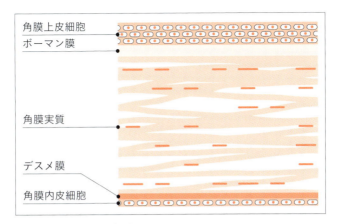

図19-1　角膜の層構造

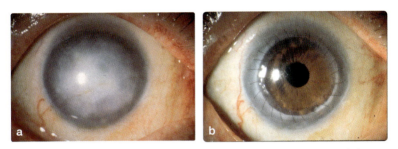

図19-2　角膜炎後と思われる角膜混濁(a)とその全層角膜移植後(b)

（理想的には12時間以内，状態によっては24時間くらいまで提供可能です），角膜提供の申し出があればできるだけ早くアイバンクに連絡してください。アイバンク登録カードをお持ちの方でしたら，カードに書かれているアイバンクに，登録がない場合には近くのアイバンクに連絡してください。アイバンクは各都道府県に必ずあります。表19-1は日本アイバンク協会ホームページに記載のアイバンクです。連絡先については，各アイバンクホームページより情報を転記しています（2019年2月現在のデータ）。摘出医が到着するまで乾燥を防ぐために濡らしたタオルを眼の上に乗せ，摘出後の出血を少なくするために頭部を挙上して

表19-1　全国のアイバンク

アイバンク名	他施設内にある場合, その施設	電話番号	備考
(一財)北海道アイバンク	札幌医科大学附属病院眼科内	011-611-1189	献眼は011-611-2111
NPO旭川医大アイバンク		0166-74-5255	
(公財)弘前大学アイバンク	弘前大学医学部附属病院内	0172-39-5095	0172-39-5275(眼科病棟)
岩手医大眼球銀行	岩手医科大学附属病院事務部医務課内	019-651-5111	
(公財)東北大学アイバンク	東北大学医学部眼科教室内	022-728-3677	
(公財)あきた移植医療協会	秋田県総合保健センター5階	018-832-9555	
(公財)山形県アイバンク	山形大学医学部附属病院内	023-633-1122 (内5963)	
(公財)福島県臓器移植推進財団	福島県保健福祉部地域医療課内	024-521-9027	
(公財)茨城県アイバンク	小沢眼科内科病院　分室2F	029-306-9390	
(公財)栃木県アイバンク		028-624-1010	
(公財)群馬県アイバンク		027-237-5008	
(公財)埼玉県腎・アイバンク協会	県民健康センター内3F	048-832-3300	
(公財)千葉県アイバンク協会	千葉大学医学部眼科学内	043-222-6803	
角膜センター・アイバンク	東京歯科大学市川総合病院内	047-324-1010	
順天堂アイバンク	順天堂大学医学部内	03-3813-3111(代)	献眼は眼科外来または当直医へ(内5440, 5441)
慶應義塾大学病院眼球銀行	慶應義塾大学病院内	03-3353-1211	夜間休日は03-3353-1208
(福)読売光と愛の事業団眼球銀行	読売新聞東京本社内	03-3217-3473	
杏林アイバンク	杏林大学医学部附属病院内	0422-47-5511	
(公財)かながわ健康財団腎・アイバンク推進本部		045-242-3961	
(公財)山梨県アイバンク	山梨大学医学部内	055-273-6776	
(公財)長野県アイバンク・臓器移植推進協会	長野県医師会館内	026-226-1516	
(公財)新潟県臓器移植推進財団	新潟県福祉保健部健康対策課内	025-283-4880	
(公財)富山県アイバンク	富山大学医学部眼科内	076-434-5710	
(公財)石川県アイバンク	金沢大学附属病院眼科内	076-265-2405 (9～16時)	その他の時間は076-265-2000
(公財)福井県アイバンク	福井県済生会病院内	0776-23-1315	
(公財)岐阜県ジン・アイバンク協会	岐阜大学医学部附属病院内	058-215-6302	
(公財)静岡県アイバンク	浜松医科大学医学部附属病院内	053-433-3331	
(公財)愛知県アイバンク協会		052-263-0832	

(次頁につづく)

表19-1 全国のアイバンク（つづき）

アイバンク名	他施設内にある場合、その施設	電話番号	備考
（公財）三重県角膜・腎臓バンク協会	三重県健康福祉部医療対策局医務国保課内	059-224-2333	
（公財）滋賀県健康づくり財団腎・アイバンクセンター		077-536-5210	献眼は090-3465-5065
京都府立医大アイバンク	京都府立医大病院内	075-251-5127（平日9〜17時）	献眼は090-3705-5115、070-6680-1010
（公財）体質研究会アイバンク		075-702-0824	献眼は075-751-3255（京都大学付属病院眼科）
（公財）大阪アイバンク	大阪大学医学部銀杏会館内	06-6875-0115	献眼は06-6875-0116
（一財）奈良県アイバンク	奈良県立医科大学附属病院眼科内	0744-22-3051	
（公財）わかやま移植医療推進協会		073-424-7130	
（公財）兵庫アイバンク	神戸大学医学部附属病院	078-382-6046	献眼は0120-69-1010
（公財）鳥取県臓器・アイバンク	鳥取大学医学部内	0859-34-4809	
（公財）ヘルスサイエンスセンター島根（しまねこごろバンク）		0853-22-2556	
（公財）岡山県アイバンク		086-223-6622	
（公財）ひろしまドナーバンク		082-256-3523	
（公財）やまぐち移植医療推進財団	山口県健康福祉部地域医療推進室内	083-932-0743	献眼は0120-12-1110、0120-12-1116（山口大眼科）
（公財）徳島アイバンク	徳島大学医学部眼科学分野内	088-633-7163	
（公財）香川アイバンク	香川県社会福祉総合センター内	087-861-4618	
（公財）愛媛アイバンク	愛媛県医師会館内	089-913-7786	
NPO高知アイバンク		088-823-2035	
（公財）福岡県医師会アイバンク	福岡県医師会内	092-471-8599	夜間：092-471-0095
久留米大学アイバンク	久留米大学医学部眼科学教室内	0942-35-3311	
（公財）佐賀県アイバンク協会	佐賀大学医学部眼科内	0952-31-6511	
（公財）長崎アイバンク	長崎大学病院眼科学教室内	095-819-7517（9〜17時）	その他の時間は095-819-7396（長崎大病院9F西病棟）
（公財）熊本県移植医療推進財団	日本赤十字社熊本県支部内	096-384-2111	
（公財）大分県アイバンク協会	大分大学医学部眼科学講座内	097-549-1411	
（公財）宮崎県アイバンク協会	宮崎県医師会館内	0985-22-5180	
（公財）鹿児島県角膜・腎臓バンク協会		099-295-6420	
（公財）沖縄県アイバンク協会	沖縄県保健医療福祉事業団内	098-917-1170	

色文字は24時間対応。一財は「一般財団法人」、公財は「公益財団法人」、福は「社会福祉法人」の略。
（日本アイバンク協会 http://www.j-eyebank.or.jp より筆者作成）

おいていただけると助かります。
☐日本では通常全眼球摘出を行います（アメリカでは強膜までを含む切片で摘出する方法が主体です）。摘出後義眼を入れ，生前と容貌が変わらないようにしています。摘出時に採血も行い，提供者の感染症チェックを行い，角膜移植の安全性を保っています（角膜は通常血管のない臓器ですが，その移植による感染症の報告が過去にあります）。

3. ドナー使用禁忌

▶▶▶角膜提供についてはまずアイバンクに相談を。

☐厚生労働省による眼球提供者（ドナー）適応基準は以下のようになっています。献眼の申し出があり基準を満たしているかどうか悩む場合は，アイバンクにまず相談してください。よく聞かれるのが年齢ですが**角膜のドナーとなるのに年齢制限はありません**。摘出後に移植片としてよい状態かどうか角膜内皮細胞数もチェックしますが，高齢者であっても十分な細胞数があるよい角膜のことも多くあります。

〈ドナー使用禁忌〉

☐眼球提供者（ドナー）となることができる者は，次の疾患または状態を伴わないこととされています。

❶原因不明の死
❷細菌性，真菌性またはウイルス性全身性活動性感染症
❸HIV抗体，HTLV-1抗体，HBs抗原，HCV抗体などが陽性
❹クロイツフェルト・ヤコブ病およびその疑い，亜急性硬化性全脳炎，進行性多巣性白質脳症などの遅発性ウイルス感染症，活動性ウイルス脳炎，原因不明の脳炎，進行性脳症，ライ症候群，原因不明の中枢神経系疾患
❺眼内悪性腫瘍，白血病，ホジキン病，非ホジキンリンパ腫などの悪性リンパ腫
❻重症急性呼吸器症候群（SARS）

4. iPS細胞によりドナーは不要になるか？

▶▶▶いまだに角膜ドナーは不足している。

☐加齢黄斑変性に対してiPS細胞を使った治療が始まりました。これですべての眼疾患が治ると勘違いしてしまう患者も多いのですが，今まで加療できなかった黄斑変性症例にも治療の可能性が少し出た，というくらいに思っていただいたほうがよいでしょう。黄斑変性のiPS細胞による治療は最高に視力が出ても0.1くらいと研究チームはゴールを設定しています。

☐角膜には3つの層があるので，それをiPS細胞だけで構築するのはできたとしても大分先の話となりそうです。現在内皮の培養，上皮の培養による治療は行われているので[1,2]，もしiPS細胞が適応されるとすればこのパーツ移植からだろうと思われます。

☐最新の技術によってもまだまだ治療できる患者の数や疾患は限られており，角膜ドナーはやはり必要です。角膜移植は日本での献眼数が足りずに海外ドナーに頼ることが多いのが現状です。善意の献眼希望を無駄にしないためにもアイバンクにご連絡いただけるようお願いします。

文献

1) Okumura N, et al: Cell-based approach for treatment of corneal endothelial dysfunction. Cornea 33 (Suppl 11): S37-41, 2014 [PMID: 25188790]
2) Sotozono C, et al: Cultivated oral mucosal epithelial transplantation for persistent epithelial defect in severe ocular surface diseases with acute inflammatory activity. Acta Ophthalmol 92: e447-453, 2014 [PMID: 24835597]
　▶眼表面の難治疾患に口腔粘膜をシート状に培養して移植しています。術前後のきれいな写真あり。フリーでダウンロードできます。
　http://www.ncbi.nlm.nih.gov/pubmed/24835597（2019年2月26日閲覧）

第20章　直像鏡による眼底検査

■ 直像鏡は散瞳しなくても眼底を見ることができるため，プライマリ・ケア医も使いやすい機器です。ただし従来型の場合，見ることができる範囲は視神経乳頭から黄斑付近まで，すなわち眼底全体の15％程度です。網膜周辺部から発症することもある糖尿病網膜症の定期検査は，やはり眼科での散瞳検査が必要となります。また緑内障の早期発見には眼底写真のほうが向いています。

1. 検査方法

☐ 検者と患者の屈折に合わせる必要があります。患者が座っている場合，患者の右眼は検者の右眼で，左眼は左眼で見ます。患者が臥位の場合には頭側から見ることもあります。意識のある患者の検査をする場合，かなり近づくことを前もって言っておいたほうがスムーズに検査ができます。

〈度数調整〉
☐ まずは検者の度数調整をするため，明るい部屋で30 cmくらい離れたものを検眼部から見てピントが合うようにダイヤルを回します。

〈眼底の見方〉
☐ 部屋を暗くしたほうが検査しやすくなります。患者には検査をしていないほうの眼で検者の後ろ側遠方を見てもらいます。30 cmほど離れた距離で瞳孔の中に光をあて，赤い反射が見えたらそのまま近づいていくと，約1 cmまで近づいたところで眼底が見えてくるのでダイヤルで焦点を合わせます。視神経乳頭がみつけられないときには，血管を太いほうへたどると乳頭が見えてきます。

2. 見えるもの

□ 高血圧，糖尿病による眼底変化の分類は成書を参照してください。

〈視神経乳頭腫脹〉

□ 視神経乳頭腫脹の原因はいくつかあり，頭蓋内圧亢進によるものはうっ血乳頭と呼ばれ，視力障害はまずみられません。視神経炎や虚血性視神経症の場合には視力障害，Marcus Gunn瞳孔がみられ，眼科で治療します。

〈出血〉

❶ 点状出血

□ 散在する点状出血は，糖尿病網膜症（図20-1と第15章，p144参照），高血圧性網膜症，腎性網膜症，時に貧血などの内科疾患がほとんどです。

❷ 線状（火炎状）出血

□ 神経，血管の走行に沿う出血は，網膜静脈閉塞症です。中心静脈は眼底全体，分枝閉塞は部分的に出血がみられます。軟性白斑を伴うことがあります。黄斑部に浮腫が起きていなければ視力低下は起きず，たまたま撮った眼底写真で発見されることもあります。緊急性はありませんが眼科受診を勧めてください（写真は第16章，p150，図16-3参照）。

❸ 視神経乳頭縁の出血（図20-2）

□ 視神経乳頭縁にみられる出血はその後緑内障になる可能性がありますので，見つけたら眼科受診を勧めてください。

❹ 黄斑部出血（図20-3）

□ 糖尿病，高血圧，網膜静脈閉塞症でも黄斑部に出血は起こしますが，黄斑部だけの出血は黄斑変性によるものと考えてよいでしょう。視力低下を起こすので眼科を初診することがほとんどです。

❺ 硝子体出血

□ 網膜より手前の出血で眼底がはっきりと見えないのは硝子体出血です。緊急性は高くありませんが，眼科を受診してもらってください。

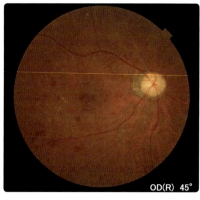

図20-1 糖尿病網膜症
点状出血と白斑が散在している。

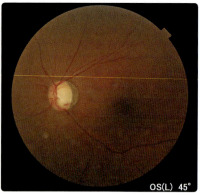

図20-2 すでに視野変化のある症例に見られた視神経乳頭縁の出血
視神経乳頭陥凹拡大と5時方向に出血を認める。

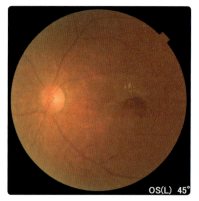

図20-3 加齢黄斑変性
黄斑部に出血と白斑が見えているが，他の部分には出血などの変化はない。視力低下の訴えで受診し，その後抗VEGF（vascular endothelial growth factor，血管内皮増殖因子）抗体の硝子体注射にて治癒した。

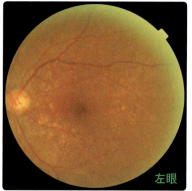

図20-4 ドルーゼン
出血はみられない。

〈白斑〉

□軟性白斑は虚血であり，高血圧，糖尿病，網膜静脈閉塞症，全身性エリテマトーデス（SLE: systemic lupus erythematosus）などでみられます。

硬性白斑は，網膜血管の透過性亢進後に脂質が沈着したものであり，高血圧，糖尿病，腎性網膜症などでみられます。それぞれの疾患をルールアウトするとともに，眼科にもコンサルトしてください。

☐ 慣れないと白斑と見間違えるものにドルーゼンがあります（図20-4。図20-1の糖尿病網膜症と比較してください）。簡単な鑑別方法としては，散在する出血を伴えばドルーゼンではない，と考えてよいでしょう。ドルーゼンは老廃物の貯留したものであり，そのもの自体には病的意味はありません。軟性ドルーゼンと呼ばれるサイズが大きいものは黄斑変性症の前駆状態と考えられているので，眼科でのフォローが望ましいといえます。軟性ドルーゼンはサイズが63μm以上のものです。網膜静脈の太さが125μmなので，この半分以上の大きさがあれば軟性ドルーゼンです。

☐ 白斑ではありませんが，真菌性眼内炎でも散在する小円形病変がみられます。この場合は斑状ではなく立体的な病変であること，また全身の真菌感染があることより他の病変と鑑別可能です（第3章，p34参照）。

〈白い網膜〉

☐ 虚血となった網膜は浮腫状で白く見えます。網膜中心動脈閉塞症，網膜分枝動脈閉塞症で見られます。どちらも程度の差はあれ視力低下の訴えがあり，急ぎ眼科の診察が必要です（第1章，p3，図1-1参照）。

〈黒い病変〉

☐ レーザーによる網膜光凝固が行われていると，図20-5のような凝固斑がみられます。レーザーを受けたことを忘れている患者も多いのですが，規則正しく並ぶ同じ大きさの瘢痕なので識別は容易です。ほかに黒く見えるものは，網膜色素変性症にみられる骨小体様色素沈着や，何らかの炎症後の色素沈着があります。

3. パンオプティック™検眼鏡（WelchAllyn社）

☐ 習熟しなくてもすぐに眼底を見ることができるようになる眼底鏡です。フルオレセイン染色を診察する青い光源も備えています。写真も撮れる

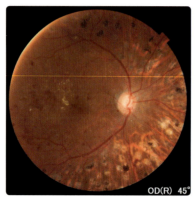

図20-5 レーザー後の糖尿病網膜症
後極部に出血と白斑がみられ，その他の部分に広がる多数の同じ大きさの瘢痕がレーザーによる凝固斑。

とされていますが，これはまだ改良の余地がありそうです。

> COLUMN
>
> ●眼科医の日常
>
> 「『かぶんしょう』があるんです」という訴えに，「花粉症？」と思ったら飛蚊症(ひぶんしょう)だったある日(確かに蚊がブンブン飛ぶような感じですよねえ)，「どうして服を脱がない健診だったのに『乳頭陥凹』ってわかるんですか」という質問に，眼底写真を見せながら「視神経乳頭」について説明し(「かんぼつ」と読む人多し。「かんおう」です)，「焼死体を出さないよう頑張ります！」という後輩のメールに「硝子体(しょうしたい)でしょ！ どっちも出しちゃダメ」とツッコミを入れ(硝子体脱出は白内障手術の合併症です)，もらった領収書のあて名が「みさき眼科」となっていて，「これで経費落ちるかしら？」と心配になり(「眼科」って普段書かないですよねえ)，仕上げた原稿をメールで送る前に胸騒ぎがして拡大チェックしてみれば，登録商標(®)がすべてスマイルマークになっていてびっくりした，という眼科医の一日☺

付章　点眼薬のminimum requirement

・各薬剤の特徴，使い方のポイント，注意点については，p187以降の本文を参照してください。

分類(参照頁)	先発品名(一般名)	使用回数/日	先発品の写真
1. 抗アレルギー薬 (p187参照)	パタノール® 0.1% (オロパタジン塩酸塩)	4	
	アレジオン® 0.05% (エピナスチン塩酸塩)	4	
2. 抗菌薬(p187参照)	クラビット® 1.5% (レボフロキサシン)	4〜5	
	タリビッド®眼軟膏 0.3%(オフロキサシン)	1〜2	
3. ドライアイ，角膜治療薬(p187参照)	ヒアレイン® 0.1% (ヒアルロン酸ナトリウム)	6	
	ジクアス® 3%(ジクアホソルナトリウム)	6	
	ムコスタ® 2%(レバミピド)	4	

4. 抗ウイルス薬（p188参照）	ゾビラックス®眼軟膏3%（アシクロビル）	5より漸減	
5. 調節機能改善薬（眼精疲労用）（p188参照）	サンコバ® 0.02%（シアノコバラミン）	4	
6. ステロイド剤（p188参照）	フルメトロン® 0.1%（フルオロメトロン）	4	
	プレドニン®眼軟膏（プレドニゾロン酢酸エステル）	1～2	
7. 非ステロイド性抗炎症薬（p188参照）	ニフラン® 0.1%（プラノプロフェン）	4	
	ブロナック® 0.1%（ブロムフェナクナトリウム水和物）	2	
8. 抗緑内障薬（p188参照）	サンピロ® 2%（ピロカルピン塩酸塩）	頻回	
9. 点眼麻酔薬（p189参照）	ベノキシール® 0.4%（オキシブプロカイン）	検査用	

1. 抗アレルギー薬

□ 抗ヒスタミン作用のある点眼で即効性があり，加えてメディエーター遊離抑制作用があるので花粉症の初期療法に使える，ということではこの2種類がおすすめです。

□ ザジテン®もこの2つの作用がありますが，接触皮膚炎を起こすことがあります。スイッチOTCとして売られているので，処方せんがいらない点眼としては選択肢に入ります。

□ パタノール®とアレジオン®点眼は，臨床の現場でその効果に大きな差を感じることはないのですが，防腐剤の塩化ベンザルコニウムがアレジオン®には入っていないので，どちらか1つをと言われればアレジオン®点眼です。塩化ベンザルコニウムは時に眼表面に傷を作ったり，ソフトコンタクトレンズに吸着するためレンズ使用中に点眼しにくい，ということがあります。ただし値段が2倍ほど違いますので(パタノール®の後発品が出るともっと差が広がるでしょうし，後発品に防腐剤フリーのものが出てくる可能性があります)，そのあたりは状況に合わせて選んでください(p84，8章「花粉症の治療は何科で行う？」参照)。

2. 抗菌薬

□ 抗菌薬を一番使うのは，結膜炎と麦粒腫，急性霰粒腫と思われますが，それにはクラビット®点眼，タリビッド®眼軟膏で十分です。クラビット®は0.5%と1.5%があり，1.5%のほうが耐性菌を作りにくいとされています(p60，6章「『目やに』に抗菌点眼薬を処方してよい？」参照)。

3. ドライアイ，角膜治療薬

□ 表中の3種類のうちどれか1つ，と言われたら，ヒアルロン酸点眼の0.1%です。後発品も多数あります。ただドライアイはタイプが色々あり，ジクアス®かムコスタ®を使わないと効果が出ないときもあります。日常的にドライアイの診療をするのであれば3種類とも必要です(p110，11章「全身疾患に伴うドライアイ」参照)。

4. 抗ウイルス薬

□角膜ヘルペス，そして帯状疱疹が眼瞼縁や鼻に出たときに1日5回から開始し，1〜2週間程度で漸減していきます。保険病名は「ヘルペスウイルス性角結膜炎」です(p115，12章「どこから眼科？ どこから皮膚科？」参照)。

5. 調節機能改善薬

□いわゆる「疲れ目」のときに処方します。市販薬で防腐剤の塩化ベンザルコニウムが入っていないものも売られていますので(「ひとみストレッチ®」)，院内常備をする必要はないでしょう。頭痛の原因が眼精疲労ではないかと思われるときに使ってみてください(p153，17章「頭痛と眼科」参照)。

6. ステロイド剤

□花粉症のかゆみがひどい時は，0.1% フルオロメトロン(後発品多数あり)を使うしかないと思いますが，この濃度でも眼圧上昇の副作用が見られることに注意してください。回数は1日4回までが通常です。効果があるからと頻回点眼してしまう患者もいますが，回数が増えれば副作用も出やすくなります。0.02% では効果はほとんどないと思われます。

□眼瞼の炎症にステロイドを使う場合には，接触皮膚炎を起こす可能性のあるフラジオマイシンの入っていないプレドニン®眼軟膏です(p84，8章「花粉症の治療は何科で行う？」参照)。

7. 非ステロイド性抗炎症薬

□ステロイドを使ったほうがよいのだろうけれどどうしよう，というときに役立ちます。この2つはどちらでもかまいません(p126，13章-7「NSAIDs点眼」参照)。

8. 抗緑内障薬

□緑内障発作時，眼科へ転院前に1% あるいは2% のピロカルピンを1時間に数回行えるとベター(p8，1章-5「急性原発閉塞隅角緑内障・急性

原発閉塞隅角症」参照）。

9. 点眼麻酔薬

□痛みがひどくて開瞼できないときの診察や，病変が眼表面なのか眼内なのかを鑑別するときに役立ちます（p44，4章-5「点眼麻酔の上手な使い方」参照）。

参考文献
1) 石岡みさき：点眼薬の選び方，日本医事新報社，2018

COLUMN

●ドナー発生

　角膜提供者が出た場合，なるべく早くに摘出したほうがよいため，夜中でも眼科医が参上しますが，ある日の病院で若手全員が手が離せず，たまたま空き時間のあった教授自らが眼球摘出に行ってくれました。
　眼球摘出後眼窩に綿球をつめ義眼をのせ，残されているもう片方の目と突出具合が同じように調整します。最期にお会いする方たちがいますので顔つきが変わってしまってはいけません。うっすら目を開けているような具合に縫合するのですが，睫毛に白髪が混じっている場合には黒糸ではなく白糸も選択して自然な感じにします。縫合する際に金属鑷子では皮下出血してしまうことがあるので，押さえるのは綿棒でそっとです。
　と，若手にいつも教えている教授ですから，完璧に美しく仕上げたところ，主治医の先生が現れ「おお，終わりましたか。義眼が入っていても自然なお顔ですねえ」と見ようとして，せっかく教授が美しく縫った眼瞼を開いて糸を切ってしまいました。やり直し。

索引

欧文

数字

5-FU® 46

B

Behçet病，眼に症状の出る疾患 108
blowout fracture 33
BUT（tear break-up time） 111

C

CCF（carotid-carvenous fistula） 102
cherry-red spot 3
counting finger 160
cylinder 160

D・E

Darlymple徴候 149
diopter 160
EGF（epidermal growth factor） 48
EKC（epidemic keratoconjunctivitis） 67

G

GPC（giant papillary conjunctivitis） 73
GVHD（graft versus host disease） 49
　――，ドライアイ 110

H・I

hand motion 160
HIV感染，眼に症状の出る疾患 105
Horner症候群，眼瞼下垂 147
IVHカテーテル 34

L

Landolt環 159
LASIK 169
lid hygiene 81
light perception 160

M

motus manus 160
MSI（multiple subepithelial corneal infiltrates） 68

N

NaOH，アルカリ外傷 8
NSAIDs点眼 126
numerus digitorum 160

O・P

OCT（optical coherence tomography） 143
PD-1阻害薬 49
PD-L1阻害薬 49
PL顆粒 139

R・S

RAPD 35
sensus luminis 160
Sjögren症候群 106, 110
　――，ドライアイ 110
SLE，眼に症状の出る疾患 106
spherical 160
Stevens-Johnson症候群 54, 107

T

TIA（Transient ischemic attacks） 147
Trendelenburg体位の術後，虚血性視神経症 12
TS-1® 46

V

Van Herick法 134
Vogt-小柳-原田病 156
von Graefe徴候 149

和文

あ

アイバンク 176
アイビナール® 85
悪性腫瘍，眼に症状の出る疾患 105
亜酸化窒素 13
アシクロビル 117
アシタザノラスト 85
アスピリン 54
アセタゾラミド 54
当て金，保護眼帯 7
アテゾリズマブ 49
アデノウイルス 67, 69
── による結膜炎 118
アーテン® 51
アトピー性皮膚炎 19, 109, 116, 118
アービタックス® 48
アマンタジン 53
アミオダロン 52
アミノカプロン酸 77
アメーバ 73
アメーバ感染 15
アルカリ外傷 7, 20
アルメタ® 118
アレギサール® 85

アレジオン® 0.05％ 85, 91, 185
アレルウォッチ®涙液IgE 87, 88
アレルギー性結膜炎 67, 84, 97, 98, 118
──，結膜浮腫 41
アレルギー性結膜炎診断キット 88
アンカロン® 52
アンレキサノクス 85

い

移植片対宿主病 49
──，ドライアイ 110
イスコチン® 52
イソニアジド 52
痛み 50, 93, 110
──，眼の奥の 155
一過性黒内障 147
一過性脳虚血発作 147
イピリムマブ 49
イブジラスト 85
ε-アミノカプロン酸 77
異物感 26, 33, 44, 67, 80, 95, 110
イマチニブ 49
イムセラ® 56
イレッサ® 48
インヴェガ® 54
インダパミド 54
インターフェロン網膜症 53
インタール® 85
インタール® UD 85, 91

う

ウイルス性結膜炎 67
ウェルウォッシュアイ 128
ウラピジル 54

え

エコリシン® 62, 72
エタンブトール 52
エチゾラム 51

エトスクシミド　54
エピナスチン　85
エピレオプチマル®　54
エブトール®　52
エブランチル®　54
エリスロマイシン　62
エリックス®　85
エルロチニブ　48
塩化ベンザルコニウム　125
遠視　157
エンドキサン®　54

お

嘔吐　9, 139
黄斑浮腫　48
黄斑部出血　181
黄斑変性　182
オキシブプロカイン　44
悪心　9, 139
オゼックス®　62
オテラシルカリウム　46
オドメール®　87
オフサロン®　80
オプジーボ®　49
オフロキサシン　62
オロパタジン　85

か

外斜視　16, 149
外傷性視神経症　5
開放隅角　133
火炎状出血　181
化学外傷　20
角膜移植　174
角膜異物　31
角膜上皮下浸潤　68
角膜上皮障害　44, 46, 48
角膜上皮びらん　103
角膜穿孔　15

角膜治療薬，点眼薬　187
角膜保護用テープ　82
カタリン®　76
ガチフロキサシン　62
カッペ，保護眼帯　7
カドサイラ®　49
カビ取り剤，アルカリ外傷　8
花粉症　84
カポジ水痘様発疹症　116
かゆみ　110
カリーユニ®　76
カルデナリン®　54
カルバマゼピン　54
加齢黄斑変性　182
眼圧　10
眼圧計，手持ちの　11
眼圧上昇，ステロイド　86
簡易フリッカー計　52
眼合併症，腹臥位手術後の　12
眼球外傷　5
眼球陥入　34
眼球穿孔　7
眼球打撲　5, 19
眼球突出　104, 149
眼球の下方偏位　34
眼球破裂　17
眼球マッサージ　3
眼筋麻痺　103
眼瞼縁炎　80
眼瞼下垂　16, 104, 147
眼瞼けいれん　50
眼瞼腫脹　118
眼瞼内反　66
眼瞼浮腫　49
眼瞼ミオキミア　51
眼脂　15, 60, 67, 73, 79, 110
　──，乳幼児の　74
　──，非感染性の　65
眼脂培養　79

眼障害，消毒薬による　13
眼精疲労　153, 164
関節リウマチ　110
感染性心内膜炎，眼に症状の出る疾患　105
眼帯　7, 131, 168
眼痛　9, 33, 35, 46, 48, 139
眼底三次元画像解析　143
眼底写真　138, 142
眼内炎　34
　──，白内障術後の　14
眼部帯状疱疹　117

き

キイトルーダ®　49
義眼　81
気管支拡張薬　139
ギメラシル　46
虐待，小児の結膜下出血　40
球後視神経炎　49
急性原発閉塞隅角症　8
急性原発閉塞隅角緑内障　8
急性霰粒腫　63
狭隅角化　53
狭隅角眼に要注意の薬　138
強皮症　110
虚血性視神経症　12, 103, 104
巨大乳頭結膜炎　73
偽落屑症候群　138
キロサイド®　48
近視　157
　──の矯正手術　169
金属製の保護眼帯　7
キンダベート®　118
筋無力症，眼瞼下垂　147

く

隅角チェック，ペンライトによる　136
クラビット®　62
クラビット®1.5%　185

クラミジア　72
クリゾチニブ　49
栗のイガ，角膜異物　32
グリベック®　49
黒い病変，直像鏡　183
クロナゼパム　51
クロマイ®　52
クロモグリク酸ナトリウム　85
クロラムフェニコール　52, 80
クロラムフェニコール・コリスチンメタンスルホン酸ナトリウム　80
クロロマイセチン®　52

け

ケタス®　85
結核　52, 108
血管収縮薬，点眼薬　130
血清点眼　113
結膜異物　26
結膜炎　48
　──，眼科へ紹介　71
結膜下出血　39
結膜弛緩　40
結膜嚢胞　100
結膜びらん　94
結膜浮腫　41
ケトチフェンフマル　85, 98, 128
ゲフィチニブ　48
献眼　174
健康診断の視力検査　161
原発閉塞隅角症，急性　8
原発閉塞隅角緑内症，急性　8
瞼裂斑　100

こ

抗アレルギー薬，点眼薬　84, 187
抗ウイルス薬，点眼薬　188
光覚　160
抗がん剤の副作用　46

193

抗菌薬，点眼薬　60, 78, 187
高血圧性眼底変化　104
高血圧，眼に症状の出る疾患　104
膠原病　110
抗コリン薬　139
虹彩炎　103, 104
光視症　6
甲状腺機能亢進症，眼瞼下垂　149
甲状腺疾患に伴うドライアイ　111
甲状腺疾患，眼に症状の出る疾患　104
硬性白斑　183
後嚢下白内障　103
抗ヒスタミン薬　84, 139
後部硝子体剝離　5
抗緑内障薬，点眼薬　188
ゴーグル，花粉症　87
コデイン　54
子どもの「目やに」　74
コバラム®　154
コリナコール®　80
混合性結合組織病　110
コンタクトレンズ　30, 41, 73, 91, 96, 163, 165
　――，花粉症　91
　――，眼脂　15, 73
　――，点眼薬　124
　―― の取り方　42

さ

細菌性結膜炎　62
細動脈の狭細化　104
ザーコリカプセル®　49
ザジテン®　85, 128, 130
殺菌灯，電気性眼炎　37
錆，角膜異物　32
サルコイドーシス，眼に症状の出る疾患
　　　　　　　　　　　　　108
ザロンチン®　54
サンコバ®0.02%　154, 186
サンテゾーン®　79, 128

散瞳　16, 134
散瞳検査　143
サンピロ®　10
サンピロ®2%　186
サンホワイト®　118
霰粒腫　24
　――，急性　63

し

ジアゼパム　51
シアノコバラミン　154
シェーグレン症候群　106
　――，ドライアイ　110
紫外線による表層角膜炎　37
視覚障害　172
色覚検査　172
ジクアス®3%　99, 112, 185
ジクアホソルナトリウム　99, 112
シクロホスファミド　54
糸状角膜炎　83
視神経萎縮　52
視神経炎　35, 48
視神経管骨折　5
視神経乳頭縁の出血　181
視神経乳頭腫脹，直像鏡　181
視神経乳頭浮腫　104
指数弁　160
シスプラチン　49, 52
ジスルフィラム　52
耳前リンパ節腫脹　68
視束管骨折　5
シタラビン　48
視標　159
ジベカシン　62
視野狭窄　5
弱視　167
若年性関節リウマチ，眼に症状の出る疾患
　　　　　　　　　　　　　106
斜視　147, 167

視野障害　49
充血　9, 14, 35, 48, 73, 93, 100
　──, 早めの眼科受診　93
重症筋無力症, 眼に症状の出る疾患　104
周辺部角膜潰瘍　95
羞明　33, 46, 49, 93, 110
樹枝状潰瘍　95, 116
出血, 直像鏡　181
術中虹彩緊張低下症候群　54
手動弁　160
春季カタル　89, 95
瞬目負荷テスト　50
上眼瞼の翻転方法　27
笑気麻酔後の視力低下　13
上強膜炎　100
硝子体出血　23, 181
消石灰, アルカリ外傷　8
消毒薬による眼障害　13
上皮成長因子　48
睫毛乱生　48
上輪部角結膜炎　104, 111
初期療法, 花粉症　86
食物依存型運動誘発アナフィラキシー　119
処方点眼薬の検索方法　132
視力　157
　── の記載方法　160
　── の成長　166
　── の測定　158
視力検査, 健康診断の　161
視力低下　2, 13, 35, 46, 93, 110, 139
　──, 笑気麻酔後の　13
ジレニア®　56
白い網膜, 直像鏡　183
シロドシン　54
心因性視力障害　169
真菌　34
真菌性眼内炎　34
人工涙液　128
腎性網膜症　268

身体障害　172
身体障害等級, 視覚障害　172
シンメトリル®　53

す

睡眠時無呼吸　149
頭痛　9, 139, 153
スティーブンス・ジョンソン症候群　54, 107
ステロイド剤, 点眼薬　188
ステロイドレスポンダー　86
スルファメトキサゾール　54

せ

生石灰, アルカリ外傷　8
脊髄小脳変性症　149
セツキシマブ　48
接触皮膚炎　77, 119
　──, 軟膏による　128
接着剤を点眼　22
セフメノキシム　62
ゼペリン®　85
セルシン®　51
洗眼　8, 130
　──, アルカリ外傷　8
　──, 花粉症　87
閃輝暗点　155
穿孔性眼外傷　5
線状出血　181
全身疾患, 眼に症状の出る　103
全身性エリテマトーデス　106, 110
先天色覚異常　172
先天性鼻涙管閉鎖　74
前部ぶどう膜炎　104
前房出血　19
前房蓄膿　14

そ

造血幹細胞移植　110
ゾビラックス®眼軟膏3%　186

ソフティア® 154
ソフトサンティア® 47, 79, 123, 128
ソフトレンズ 43

た

ダイアモックス® 54
対光反射 9
帯状疱疹 117
ダウン症候群，眼に症状の出る疾患 109
他家造血幹細胞移植後，眼に症状の出る疾患 107
タキソテール® 48
タキソール® 48
多治見スタディ 136, 143
多発性角膜上皮下浸潤 68
多発性硬化症，眼に症状の出る疾患 108
タムスロシン塩酸塩 54
タモキシフェン 48, 52
タリビッド® 62, 72
タリビッド®眼軟膏0.3% 185
タリムス® 118
タルセバ® 48
ダルリンプル徴候 149
単純ヘルペス性結膜炎 115

ち

中心暗点 52
中毒性視神経症 52
調節機能改善薬，点眼薬 188
直像鏡による眼底検査 180

つ・て

突き目 33
ティアバランス® 76
ティーエスワン® 46
ディフ・クイック®染色 70
テガフール 46
デキサメタゾン 128
テグレトール® 54

テセントリク® 49
デタントール® 54
鉄片異物 32
テナキシル® 54
デパス® 51
点眼 120
　——の順番 123
点眼麻酔の上手な使い方 44
点眼麻酔薬 189
点眼薬
　——，塩化ベンザルコニウムが入っていない 91
　——の基礎知識 120
　——の検索方法 132
　——の保存 123
電気性眼炎 37
点状出血 181
点入 120

と

トイレ用洗剤，アルカリ外傷 8
動眼神経麻痺 16
　——，眼瞼下垂 149
動静脈交叉現象 104
透析，眼に症状の出る疾患 104
糖尿病，眼に症状の出る疾患 103
糖尿病網膜症 143, 183
動脈硬化，眼に症状の出る疾患 104
兎眼 82
ドキサゾシンメシル 54
トスフロキサシン 62
ドセタキセル 48
ドナー適応基準，角膜 178
トブラマイシン 62
ドライアイ 49, 98, 103
　——，全身疾患に伴う 110
　——の治療 111
ドライアイ治療薬，点眼薬 187
トラスツズマブエムタンシン 49

トラニラスト　85
トラベルミン®　139
トラメラス®　85
トリヘキシフェニジル　51
トリメトプリム合剤　54
ドルーゼン　182, 183
トレンデンブルグ体位の術後，虚血性視神
　経症　12
トロピカミド　154

な

内頸動脈海綿静脈洞瘻　102
内服薬の副作用　46
ナトリックス®　54
ナフトピジル　54
涙目　78
軟性白斑　53, 181

に

ニフラン® 0.1%　127, 186
ニボルマブ　49
乳幼児の眼脂　74
尿細管間質性腎炎，眼に症状の出る疾患
　　　　　　　　　　　　　　104

ね

ネオシネジン®　148
ネオスチグミン　154
ネオメドロール® EE　128
寝たきり高齢者の眼科治療　76
粘膜類天疱瘡，眼に症状の出る疾患　107

の

ノックビン®　52
ノフロ®　62
ノルバデックス®　48, 52
ノルフロキサシン　62

は

梅毒，眼に症状の出る疾患　108
排尿障害治療薬　53, 139
バクシダール®　62
バクタ®　54
バクトラミン®　54
白内障　103
白内障術後の眼内炎　14
白斑　104
　——，直像鏡　182
パクリタキセル　48
麦粒腫　63, 103
パタノール®　85
パタノール® 0.1%　185
白血病，眼に症状の出る疾患　105
ハードコンタクトレンズ，充血　100
パニマイシン®　62
バファリン®　54
はやり目　67
原田病　156
パリペリドン　54
ハルナール®　54
パーロデル®　54
パンオプティック™検眼鏡　183
バンコマイシン眼軟膏　80

ひ

ヒアルロン酸　76, 112
　——，兎眼　82
ヒアレイン®　76
ヒアレイン® 0.1%　185
ヒアロンサン®　76
光干渉断層計　143
非感染性の眼脂　65
皮質盲　12
ヒスタミンH₁受容体拮抗薬　84
非ステロイド性抗炎症薬　126
　——，点眼薬　188

197

非接触型の眼圧計 10
ビタミンA欠乏症，眼に症状の出る疾患 107
ピトス® 87
ヒドラ 52
ヒドロキシクロロキン 56
ヒドロクロロチアジド 54
皮膚筋炎 110
皮膚粘膜眼症候群 54
飛蚊症 5, 35
眉毛外側部の傷 5
日焼けサロン，電気性眼炎 37
表層角膜炎，紫外線による 37
ピレノキシン 76
ピロカルピン 10
貧血，眼に症状の出る疾患 105

ふ

ファン・ヘリック法 134
ブイフェンド® 56
フィンゴリモド 56
フェニレフリン 148
フォークト-小柳-原田病 156
フォン・グレーフェ徴候 149
吹き抜け骨折 33
腹臥位手術後の眼合併症 12
匐行性角膜潰瘍 33
副作用，内服薬の 46
複視 16, 33, 103, 104, 147, 149
浮腫状網膜 3
ブスコパン® 139
ブナゾシン塩酸塩 54
ブラケニル® 56
フラジオマイシン硫酸塩 128
プラゾシン塩酸塩 54
プラチナベース® 118
プラノプロフェン 127
フラビタン® 81
フラビンアデニンジヌクレオチドナトリウム 81

フリッカー検査 35
フリバス® 54
ブリプラチン® 49, 52
フルオレセイン染色 21, 93
——，電気性眼炎 38
フルオロウラシル 46
フルメトロン® 87
フルメトロン®0.1% 186
ブルーライト 164
プレドニゾロン 128
プレドニン® 79, 128
プレドニン®眼軟膏 186
プロトピック® 118
ブロナック®0.1% 127, 186
プロペト® 118
ブロムフェナクナトリウム 127
ブロモクリプチン 54
プロラノン® 127
フローレス®眼検査用試験紙 94

へ

閉塞隅角 133
閉塞隅角緑内障 53
βブロッカー点眼薬による全身副作用 55
ベガモックス® 62
ベストロン® 62, 123
ベタメタゾン 128
ベーチェット病，眼に症状の出る疾患 108
ベノキシール®0.4% 8, 38, 44, 186
ペーパーバッグ換気 3
ペミラストン® 85
ペミロラストカリウム 85
ペムブロリズマブ 49
ヘルペス 95, 115
変視症 48
片頭痛 155
ベンゾジアゼピン 51, 139
ペンライトによる隅角チェック 136

ほ

房水　133
防腐剤，点眼薬　126
保護眼帯，金属製の　7
ボツリヌス　50
ボトックス®　50
ボリコナゾール　56
ホリゾン®　51
ホルネル症候群，眼瞼下垂　147

ま

マイティア®　128
慢性涙嚢炎　72

み

ミオピン®　154
ミドリン®　154
ミニプレス®　54

む

ムコスタ® 2％　99, 104, 112, 185
霧視　9, 139
ムチン　112, 129
ムルキナ®　127

め

メガネ　163
メチシリン耐性菌　80
メチルプレドニゾロン　128
メディエーター遊離抑制薬　84
眼に症状の出る全身疾患　103
眼に副作用を起こす抗がん剤の例　46
眼の奥の痛み　155
眼の乾き　50, 110
メパッチクリア®　82
めまい　146
目やに　60
　──，子どもの　74

も

網膜出血　53, 104
網膜症　103
網膜静脈閉塞症　104, 149
網膜中心動脈閉塞症　2
網膜動脈閉塞症　12, 104
網膜剥離　4
網膜浮腫　104
網膜裂孔　19
モーガンレンズ，洗顔用　8
モキシフロキサシン　62
ものもらい　63

や

薬剤性眼瞼けいれん　50
ヤーボイ®　49

ゆ

夕焼け状眼底　156
雪目，電気性眼炎　37
ユリーフ®　54

よ

溶接，電気性眼炎　37
翼状片　100

ら

ラクリミン®　44
ランダ®　49, 52
ランドルト環　159

り

リウマチ，眼に症状の出る疾患　106
リザベン®　85
リスパダール®　54
リスペリドン　54
リボスチン®　85
リボトリール®　51

流行性角結膜炎　66
　── の症状　67
　── の治療　70
流涙　33, 46, 73, 80
　── の原因　78
緑内障　133, 142
　──，頭痛　154
緑内障治療点眼薬　77
緑膿菌　15, 73
淋菌性結膜炎　71
リンデロン® A　128

る

涙小管炎　72
涙小管断裂　22
涙洗　79
涙点プラグ　113
涙囊炎，慢性　72

れ

冷却，花粉症　87
レーシック　169
レバミピド　99, 112
レボカバスチン　85
レボフロキサシン　62

ろ

老視　157, 171
老人環　14
ロケット花火による外傷　6
ロコイド®　118
ロートソフトワン®　123, 128
濾胞性結膜炎　115
ロメフロキサシン　62

わ

ワセリン　118
ワンタキソテール®　48

かんたん眼科メモ Part 2 (Part 1 は前見返し)

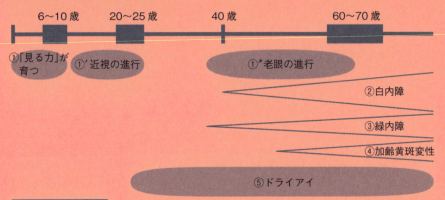

❺ 年代別の眼科疾患

①視力
・6歳(遅くても10歳)までの時期に両眼が同じようによく見えていないと「弱視」になる可能性がある。
・成人するまでは近視化が進む。
・手元が見えにくくなる老眼年齢は40歳前後から。

②白内障
・原因の多くは加齢による(そのため100%の人に起きる)水晶体の濁り。
・症状は視力低下、羞明。

③緑内障
・視神経が障害される疾患。
・40歳以上の約5%、70歳以上になると10%にみられる。
・早期には自覚症状がないため、眼底写真などによる検査が必要。

④加齢黄斑変性
・50歳以上の1%前後にみられる。
・症状は変視。

⑤ドライアイ
・40歳以上の10~20%程度にみられる。
・症状は眼の乾燥感、視力低下、異物感、疲れ。